小儿推拿
六字诀

吴志平　韦照广　杨颖君　著

广东科技出版社
全国优秀出版社
·广州·

图书在版编目（CIP）数据

小儿推拿六字诀 / 吴志平，韦照广，杨颖君著. -- 广州：广东科技出版社，2025.4. -- ISBN 978-7-5359-8453-1

Ⅰ. R244.15

中国国家版本馆CIP数据核字第20259G1W14号

小儿推拿六字诀
Xiao'er Tuina Liuzijue

出 版 人：	严奉强
责任编辑：	马霄行
装帧设计：	创溢文化
责任校对：	卢晓敏
责任印制：	彭海波
出版发行：	广东科技出版社
	（广州市环市东路水荫路11号　邮政编码：510075）
销售热线：	020-37607413
	https://www.gdstp.com.cn
	E-mail:gdkjbw@nfcb.com.cn
经　　销：	广东新华发行集团股份有限公司
排　　版：	创溢文化
印　　刷：	广州一龙印刷有限公司
	（广州市增城区荔新九路43号　邮政编码：511340）
规　　格：	889 mm×1 194 mm　1/32　印张4.25　字数102千
版　　次：	2025年4月第1版
	2025年4月第1次印刷
定　　价：	30.00元

如发现因装质量问题影响阅读，请与广东科技出版社印制室联系调换（电话：020-37607272）。

自　序

您有没有见过一些家长为了给孩子看病深更半夜到医院排队的？有没有见过一些小孩被护士"押着"打针，害怕、抗拒得厉害？有没有见过给孩子喂药的时候要几个大人按着，喂进去后孩子又吐出来？这种痛苦也只有为人父母才能够体会。

生病是每一个小孩都会经历的过程，有没有一种方法能够让孩子少生病、生病的时候又能够比较轻松地解决呢？

十余年来，我一直致力于中医儿科领域的研究。在治疗儿科疾病过程中，我遇到过很多困难，也尝试过很多方法，但我坚信一定能找到一种简易而高效的治疗方法。我回归到中医基础、儿科基础，去研究小儿推拿产生的源头，从最古老的《黄帝内经》到汉代的《伤寒论》，再到宋代儿科专著《小儿药证直诀》，然后到明清时期的小儿推拿专著《小儿推拿方脉活婴秘旨全书》《保婴神术按摩经》《小儿按摩经》《厘正按摩要术》等，结合现代人的生活节奏和体质特点，总结出一套简易而高效的小儿推拿体系。

痧、痘、惊、疳是古代儿科四大症，现代医学突飞猛进的发展，使一些严重的儿科问题可以相对轻松地得到解决，而一些常见的儿科问题，比如咳嗽、感冒、脾胃不好等反而持续困扰着家长。受现代喂养结构和高科技产品的影响，如冰冻饮料、牛奶和电子产品等，小孩子的鼻炎、近视等问题特别常见，亟须得到解决，还有一些家长希望自己的孩子未来能够长得更高一些，我的小儿推拿体系恰好能满足这些需求。

我的这套小儿推拿体系，理论基础源于道家思想，以古代医学哲学为指导，具有强大的包容性，可以融合小儿推拿各流派的思想和手法，因此我称其为云小儿推拿（简称云儿推，"云"即取云技术的统一资源之义）体系。本体系主要通过补肾阳和脾阳进行先后天互调，以调整全身的气血阴阳，提高小朋友的抵抗力，促进其气血循环，从而达到防病、治病和提升体质的目的。

云儿推体系有三大特点。第一，简易。云儿推体系的构建可归纳为六个字：温阳气、健脾气。后续所有的方法都是围绕这六个字展开的。在操作层面，基于"万物由土起，万物终归土"的原理创立基础方，基础方的穴位和操作顺序都是固定的，手法简单易学，学习快者只需要半天即可学会。第二，高效。"健脾气"可调动后天脾土的能量，"温阳气"可调动先天的能量。先后天能量的互相转化，可产生一个大的能量场，在这个大的能量场下，结合中医八纲辨证之虚实两纲进行穴位的增减，可以简易而高效地解决一些儿科常见病、高发病。第三，关注情绪问题。本体系也可以治疗一些儿童情绪疾病。

本书系统介绍了云儿推体系的原理、架构及临床运用等内容，可供广大小儿推拿从业者、爱好者参考借鉴。书中不足之处，敬请读者批评指正。

吴志平
2024年12月

目　录

第一章　小儿推拿起效的原因 / 001

一、生命之始 / 002

二、儿童与成人之别 / 006

三、儿童疾病的源头 / 008

第二章　云儿推体系 / 015

一、先天之本与后天之本 / 016

二、温阳气、健脾气 / 018

三、云儿推体系框架 / 021

第三章　中医诊法及辨证 / 025

一、中医收集疾病信息的方法跟西医有明显差别 / 026

二、舌诊 / 028

三、切诊 / 038

四、辨证论治——见诸相非相 / 045

五、最简单的辨证思路——扶正祛邪 / 048

第四章　小儿推拿理论基础 / 053

一、小儿推拿常用穴位及规律 / 054

二、常用穴位、手法及功效 / 059

三、吴氏自创手法的操作与应用 / 077

第五章　小儿推拿临床实践 / 083

　　一、小儿推拿基础方 / 084

　　二、艾灸 / 087

　　三、疳积的识别与治疗 / 089

　　四、发热的处理方法 / 096

　　五、咳嗽——肺失宣降 / 099

　　六、哮喘 / 103

　　七、腹泻 / 106

　　八、腹痛 / 108

第六章　云儿推体系的临床运用 / 111

　　一、后天脾土篇 / 112

　　二、先天元阳篇 / 120

附录　助长导引术 / 125

后记 / 128

第一章

小儿推拿起效的原因

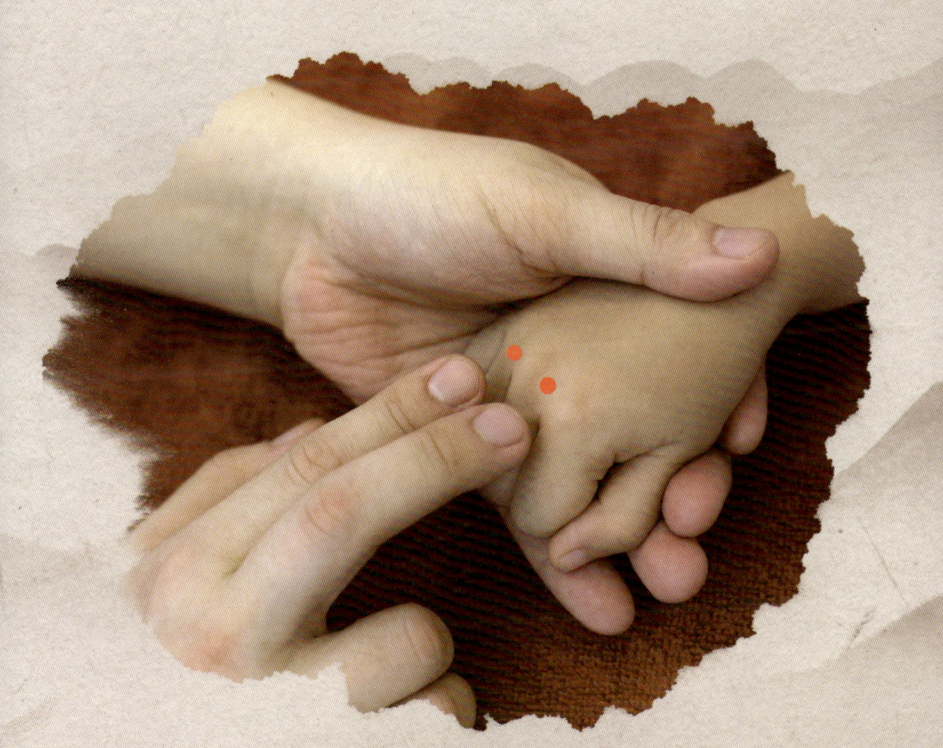

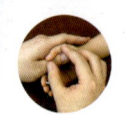

一、生命之始

（一）揭幕：开启生命的奇幻之旅

生命是一段神奇的旅程。从很小的胚胎开始，逐渐发育成长为婴儿，生命的奇幻之旅由此揭幕。

（二）孕育：从胚胎到宝宝，历经40周，瓜熟蒂落

人的正常孕期为40周左右。生命，从一颗受精卵开始，逐渐发育，直到瓜熟蒂落。其中胎心是在6周左右形成的，此时做B超检查，可以看到水生样的、像鱼一样的胚胎。

我们可以把胎儿的发育过程比喻为物种的进化过程，如6周左右在B超下看到的胚胎像鱼，有尾巴，还有一个大肚子，可以在羊水里活动；然后慢慢发育，尾巴慢慢缩短，手脚慢慢生长，有了哺乳动物的特征……到了40周左右，胚胎发育完全，瓜熟蒂落，经分娩而出。

（三）与生俱来的遗传信息：那份暗藏于DNA的祖先馈赠

40周的旅程，就像走过了上百万年的进化史。大家别忘了，人是从最开始的受精卵发育而来的。受精卵中隐藏了什

么东西？隐藏了我们的DNA信息，这些信息是人类在进化过程中，不断与大自然斗争，包括与细菌、病毒斗争，与其他动物竞争后保留下来的非常优良的密码。这些信息保留在我们的DNA里，构成了无形的能量，现代医学称之为遗传信息，传统医学称之为先天禀赋。总之，这些信息是祖先通过DNA密码传于我们的。因而，大家不要因孩子小就疑惑"他们怎么会有力量抵抗细菌和病毒"。实际上，人类与生俱来的遗传信息的力量是非常强大的，我们需要深度挖掘和运用这份上天的馈赠。

（四）引导与催发：新的生命必须面临巨大的挑战

胎儿脱离母体后，身体会发生巨大的变化。在母体的时候，胎儿在充满羊水的子宫里，空间有限，由脐带与母体相连，靠脐带完成营养的汲取和代谢物的排出，这时候胎儿的肺是收缩的。而离开母体后，孩子的营养需通过汲取母乳或奶粉的方式获得，呼吸需通过肺的功能完成。

当孩子从母体出来后，大声一哭，肺马上就扩张了。如果刚出生的孩子不哭，那是比较危险的。相对于母体潮湿、狭小的环境，孩子出生后所处的环境就显得干燥、空旷。面对如此巨大的环境改变，孩子都能在短时间内很快地适应，说明孩子的适应能力其实是非常强的。因此，我们可以尝试调整环境，给予父母适当的引导，使他们了解现代医学中细菌、病毒的概念或者传统医学中邪气的概念，和他们一起挖掘和催发宝宝的自愈潜能，帮助宝宝调整身体内环境，以更

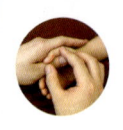

好地适应外环境,从而达到内外协调——这也是中医概念里阴阳动态平衡的一个方面。

(五)推拿、药物同理——以外力促生宝宝自身的抗体

我们可以把孩子出生后的身体比喻成一张白纸,或者一个空的杯子,我们在白纸上画什么,或向杯子里倒什么,孩子的身体状态就会呈现相应的改变。

举例来说,孩子生病了,我们给他吃药,不论是中药还是西药,或多或少都会有一些成分残留在身体里,这些成分如果对身体是有害的,那么就会导致身体层面的变化。

又如孩子被细菌或病毒感染,他的身体也会出现反应,包括发烧、咳嗽、拉肚子等等,而我们根据这些反应作出相应的处理后,孩子的身体能识别这些细菌或病毒了,再次被感染的概率通常就会降低,因为孩子体内已经出现了现代医学所说的抗体。

在我们生活的环境中,要做到绝对无菌是不可能的,也是不利于我们生存的。西方有人做过实验,将一只刚出生的小白鼠置于完全无菌的环境下生长——食物是消毒过的、粪便会很快被清理掉,等到它成年后,把它放回到正常的环境下,它很快就出现了肺部感染等一系列症状,36小时后即因肺部感染而死,就像温室里的花朵经不起风雨一样。所以我们要相信孩子的适应能力,相信他们能在正常的环境中不断地成长,在成长的过程中能逐渐认识周围的环境、适应周围

的环境,并有能力与周围的环境作斗争。这是小儿推拿有效的前提。

(六)创造小儿推拿环境,让宝宝面对风雨茁壮成长

实际上,孩子身体发育的速度、认识周围环境的速度远超我们的想象。比如孩子刚出生时一般才五六斤(1斤=500克),过1个月再去称,体重一般就能达到7~10斤,有的孩子甚至能翻1倍还多。这么快的发育速度,是我们成年人没有办法比的。而孩子对周围环境认识的速度也很快,著名的教育家蒙台梭利认为,孩子3岁前接收到的信息量和3岁以后所获得的信息量几乎是一样的。在教育这一块,引导宝宝更快地进入生活环境可能会更好。

作为父母,我们都希望把最好的东西给孩子,基因也是这样,我们相信下一代各方面的能力都会比我们这一代好。一个好的环境,对刚开始发芽的树苗来说比什么都重要,我们必须相信孩子可以自己面对风雨。所以,小儿推拿最重要的是什么呢?是我们的信念——我们要相信孩子能自己把病治好,只要给孩子一个环境,给孩子一个条件,他就能把病治好。实际上,在小儿推拿这件事上,医生唯一的功劳是给孩子建立了一个比较好的环境,提高了孩子的抵抗力,然后孩子自己就把病治好了。

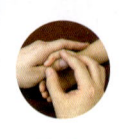

二、儿童与成人之别

（一）儿童生病后为什么恢复快？元阳充足奠定了快速自我修复的体质基础

儿童常见病有很明显的特点：起病急，转化快，预后佳。这是因为儿童的生理机能与成人是不一样的。如果把人的生理机能变化过程看作一条抛物线，那么刚出生时是抛物线的起点，到了30岁左右（也就是壮年时）是抛物线的顶点，衰老直至死亡时则是抛物线的终点。

人从出生到壮年的过程是身体机能不断上升的过程，只需要稍微给身体一点力量，身体就能不断地自我修复。这是儿童生病后恢复快的很重要的一个原因，中医把这种身体状况称为元阳充足。

（二）小儿推拿起效的原因：纯阳之体

刚出生的孩子就像一张白纸，纯洁又干净。比如小孩的皮肤细腻有光泽，眼睛明亮有神，相对而言，老年人的皮肤就显得褶皱多、黑油而无光，眼珠黄而无神。在显微镜下看，儿童的细胞内充满活性蛋白和各类活跃的细胞器，而老人的细胞则干瘪、无活力。这些都是中医所谓"小儿为纯阳之体"的表现。

成人在饮食上没有儿童单一，思维上失去了很多好奇心，情志上出现了各种不该有的情和欲，身体上各种器官的功能逐渐衰退。因此，儿童的经气比成人纯净，经络比成人通畅，这也是小儿推拿起效的原因之一。《推拿三字经》中说"大三万，小三千，婴三百"的原因就在于此，即年龄越大，推拿操作的次数就要越多。如老年人的疾病，治疗上需综合针灸、拔罐、导引、理疗等多种方法，即便如此，疗效维持的时间也不长，病情容易反复，这是不同年龄段的生理机能所决定的。

（三）回归初心，保持对医者的信任，治疗效果好

在临床中可以发现，依从性高的患者治疗效果好。依从性高的一个前提是对医者的信任，愿意配合医生的治疗，遵守医生提出的医嘱。无条件相信医生是非常不容易的事情。

成人有一个特点，情志内伤（抑或称为心理问题）是引起身体问题的原因之一，也可能是影响身体恢复的障碍。这些心理问题的来源包括工作、情感、经济压力、育儿等方面。

有人说成人的世界就没有"容易"二字。在心理方面，成人应该向孩子学习，一个人如果能保持一颗童心，那就不容易老！

（四）小儿推拿治疗的精髓：从"身、心、灵"去引导孩子，而非将成人的意识强加于他们

小儿脏气清灵，不需要太多的干预。在治病过程中，只

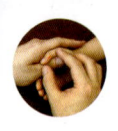

需要轻轻拨动经气,就能引导孩子自己解决问题。太多的干预很多时候会适得其反,这里的干预包括身体上的和精神上的。

身体上的,如服用的药物多数通过肝肾代谢,会给肝肾带来压力和负担。笔者曾接诊过一名3岁女童,其肝功能异常,但没有乙肝等肝炎病史,追问才知是长期吃药所致,后来通过小儿推拿恢复了其自身的气机升降,加用少量护肝药,配合食疗,1个月后患儿的肝功能即恢复正常。

精神上的,如每个孩子对这个世界都有探索的欲望,从刚出生通过吸拳头来认识这个世界,到后来慢慢形成自己的兴趣。男孩子会比较喜欢玩具车等,动手能力强,更擅长空间思维;女孩子会比较喜欢布娃娃等可爱型玩具,记忆能力强,更擅长跳舞等活动。作为家长,我们应该去关注孩子擅长的事物,给孩子创造条件并鼓励他们学习,而不是把自己的喜好强加到他们身上,一定要他们成为我们想要的样子。

小儿推拿只是一个引子,我们更希望的是让所有的孩子都能"身、心、灵"健康成长。

三、儿童疾病的源头

很多家长会问这样的问题:为什么我的宝宝那么容易生病?为什么他老是喉咙发炎?为什么他的鼻炎老是反反复复?为什么他老是会发烧?怎么样才能提高宝宝的抵抗力?

我们可以从源头上为这些宝宝分析原因，从根本上去杜绝疾病的产生，也就是俗话说的"断根"。

（一）外感六淫（风、寒、暑、湿、燥、火）引发的咳嗽、感冒——宝宝最常见的疾病

我们从中医角度可以将宝宝的常见疾病简略地分为三类。

第一类是外界天气变化造成的疾病，这些天气因素主要是指风、寒、暑、湿、燥、火等六淫外感之邪，它们属于外因。

第二类是情绪变化造成的疾病，这些情绪因素主要是指喜、怒、忧、思、悲、恐、惊等七情变化，它们属于内因。造成遗传相关疾病的先天因素，中医也将其归于内因。

第三类是除了前面两类以外的疾病，中医将其病因称为不内外因，包括饮食、外伤等。

在儿童疾病中，情绪变化造成的相对较少，最常见的是由天气变化等六淫导致的肺系疾病，主要为咳嗽、感冒。另外，饮食因素引起的脾胃疾病也较常见。

（二）节饮食、调冷暖，调理宝宝生活最关键

理清楚了上述问题以后，我们就能知道，要想调理好一个孩子的身体，最关键的就是要节饮食、调冷暖。这也是为什么古代谚语会说"要使小儿安，常需三分饥与寒"。

食太饱、穿太暖，中医称之为太过，过犹不及，也就是

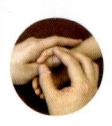

说做过了头和做得不够一样,都是不好的。中医还有"壮火食气""少火生气"的说法,即阳气太过亢盛会使正气衰弱,而正常的阳气有生发气机、维持生命活动的作用。

(三)家长认识盲区:不是宝宝抵抗力差,而是忽视了宝宝"肺的娇嫩"

中医认为肺为娇脏,而小儿的五脏六腑皆娇,所以肺是娇中之娇。儿科肺系疾病包括咳嗽、哮喘、麻疹、水痘等都与肺的娇嫩性质有关。外界的天气变化都可能影响到小儿肺系,家长的照护不当也可能导致小儿的肺出现问题。

在临床上最常见的情况是:天气一变冷,家长就给孩子加很厚的衣服,导致孩子流汗很多,或者早上比较冷时加了衣服,到了中午天气变暖后衣服没有减,从而导致一系列肺系疾病。

类似这种情况,很多家长都不知道问题出在哪里,而单纯认为是孩子抵抗力差导致的。

(四)喂养方式很重要,不同年龄段的宝宝喂养方式具有差异性

喂养不当也容易导致肺系疾病的发生。中医五行理论认为"土生金",即脾土可以滋养、助长肺金,所以如果喂养不当损害了脾胃,肺就得不到滋养而容易出现问题。

喂养不当常见的表现就是"有一种饿叫做奶奶或者外婆觉得饿",即大人不停地"投喂"甚至逼着孩子吃各种大人

自认为的营养食品。还有就是不适当的进食习惯，比如少食多餐，在非三餐时间给孩子喂食，或者给孩子白天吃得少、晚上吃得多等。这都是导致积食的主要原因。积食的主要表现有口臭、大便干硬、多汗、夜寐不安，严重的甚至出现高热。所以喂养方式很重要，而不同阶段的孩子喂养方式也是不一样的。比如从刚出生到6个月大的孩子，胃容量比较小，进食也比较少，且食物以母乳或者牛奶等流质为主，消化比较快，所以喂食的次数多是正常的，但还是要让孩子养成规律进食的习惯，因为人体内分泌系统的功能，包括胃酸、胆汁、胰液、小肠液等消化液的分泌都是有规律的。

（五）给宝宝添加辅食要以年龄为依据，要有明确的目标

孩子6个月大以后开始长牙，也可以吃辅食了，而且食量也有所增大，作为家长应该注意到这方面的变化，想办法戒掉半夜喂奶的习惯，让孩子一觉睡到天亮，有些宝宝4个月就可以做到这一点了。

在添加辅食的时候，很多家长往往非常心急，希望自己的孩子能够多吃点，所以就多次"投喂"或给孩子一次性"投喂"过多辅食，这样反而容易因喂养不当导致一系列问题。

不同阶段的孩子对饮食的要求是不同的，在1岁以前孩子长肉长身高的时候需要大量的蛋白质饮食，这个阶段的孩子大多数时候是被抱着的，活动量并不大，所以需要的淀粉

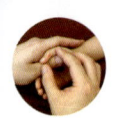

并不多，如果进食了大量的淀粉会让孩子的牛奶摄入量减少，得不偿失。那在以奶为主的饮食阶段，为什么还要添加辅食呢？其实这个时期添加辅食的意义主要是让孩子练习咀嚼能力。明白了这个道理，家长就不会盲目添加辅食了。

6个月到1岁的孩子生长发育特别快，包括牙齿、体重、大动作、精细动作等，在这6个月的时间里，孩子经历了从坐到爬再到站的过程，牙齿也可以由0颗长到6颗左右，体重及胃容量也在增长。总体来说，此时孩子的饮食还是以牛奶或者母乳为主，辅食可以添加到2餐。对于1岁以后的孩子，要想办法戒掉他睡前喝奶的习惯了。

（六）宝宝肺火的根源——必须戒掉的"睡前奶"

很多家长认为睡前奶可以喝，主要原因包括以下几点：孩子已经养成了喝睡前奶的习惯，不喝则不睡；孩子白天喝奶比较少，医生说每天喝奶要达到600毫升，晚上不喝，奶量不达标；孩子白天不愿意喝奶，晚上睡前迷迷糊糊中喝的奶才比较多。

其实，睡前奶是很影响孩子的发育和健康的。晚上睡觉的时候，人的体温、心率会下降，整体的能量消耗也会下降，胃肠蠕动会减慢，胃肠分泌的消化液也会减少。

睡前喝的奶，因为没有消化液和胃肠动力帮助消化，里面的蛋白质没办法完全分解，营养难以被吸收，所以晚上喝的奶不但无法提供营养，还会增加人体的负担。

我们经常见到一些孩子舌苔特别厚，其里面含有较多的脱落细胞、细菌、食物碎屑等，这些物质附着在扁桃体上会导致孩子的扁桃体反复肿大，附着在上呼吸道会导致上呼吸道反复感染。

我们在临床上观察到，那些2～3岁还没戒掉睡前奶的孩子，出现腺样体肥大的概率非常高。在中医上，这叫做胃火引起的肺火，胃火不解决，单纯对肺进行清热消炎只能解决一时的问题，没办法断根。

孩子的习惯都是慢慢养成的，不能说改不了。在孩子改变之前，家长的意识需要先改变。如果家长认为改不了，那真的是没法改了。

家长有了让孩子改变的意识后，再配合一些技巧和方法，就可以慢慢改变孩子的习惯。改变的方法如下。

（1）孩子如果超过了2岁，能够有效沟通了，就可以在白天跟孩子说医生不让晚上喝奶，喝奶可能会喉咙痛、要打针之类的，让孩子明白睡前进食会影响身体健康。

（2）孩子睡不着或者半夜醒来，不一定是饿导致的，有可能是孩子在寻找安全感。这个时候可以给孩子喝点水，然后拍其肩膀哄睡，如果孩子还是睡不着，可以冲泡小半勺奶粉，有那么一点点奶味就行，把牛奶冲稀冲淡后，孩子的胃肠压力就没有那么大，慢慢地就能把睡前奶和夜奶戒掉了。

有些家长会问这样一个问题：我的孩子体重不达标，医生说要增加奶量，但是孩子一餐只能喝120毫升牛奶，如果晚上也不给他喝，那怎么办？

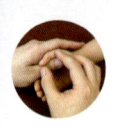

　　宝宝一餐只能喝120毫升牛奶，说明他的胃肠只能接受这么大的量，也说明他的脾胃是有问题的。如果在增加奶量和调脾胃之间做选择的话，一定是前者给后者让路。必须想办法把脾胃调理好，增强胃肠的消化和吸收功能，不能为了增加奶量而增加孩子胃肠的负担。

　　儿童常见的疾病无非就是两大块：一是呼吸道疾病，二是消化道疾病。而呼吸道和消化道又息息相关。还是那句话：要使小儿安，常需三分饥与寒。现在很多孩子的问题就是吃得太饱、穿得太暖了，过犹不及。

第二章
云儿推体系

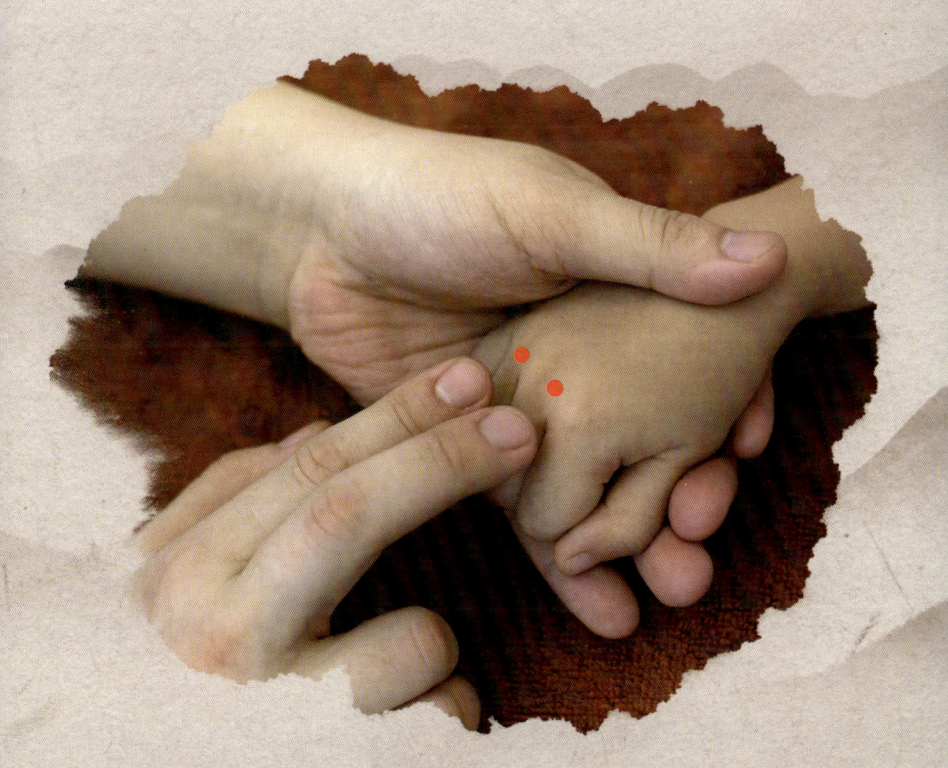

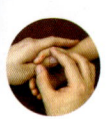

一、先天之本与后天之本

在中医系统里面,肾为先天之本,脾为后天之本。需要说明的是,这里的脾、肾和西医的脾脏、肾脏概念不是完全对应的。

(一)现代人学习中医最大的误区:把西医理论套用到中医理论上

西医的脾脏是一个免疫器官,而中医的脾是一个消化器官,常与胃并称。人后天所有的能量和物质都由脾胃来提供,前面讲过,在儿童常见疾病里,无非就两类疾病,一类是肺系疾病,一类是脾胃相关疾病,而这两个系统的疾病又紧密相连,反复出现的肺系疾病很多是由体质差引起的,而体质又跟脾胃的消化能力有密切关系,所以肺系疾病的源头还是在脾胃,因为在中医的五行理论中,脾土是生肺金的。

(二)脾五行属土,要健而不是补

体质差的人要想改变,就要通过调节后天之本的脾胃才能达到目的,就是我们常说的健脾。那为什么说健脾而不说补脾呢?因为健脾在运不在补,这也是笔者创立"温运中土"治疗手法的一个很重要的依据。

要健运脾土就要把它运转起来,因此在推拿上运法就非常重要，推拿手法中的运掌八卦、运水入土、运土入水等都是很常用的。

在肺系疾病如鼻炎、哮喘等的治疗中，如果不能把脾健运起来，不能把脾土与肺金的相生关系建立起来，肺气就无法得到源源不断的能量补充，肺气虚的情况就得不到改变，而肺中的邪气就没法有效排出。特别是鼻炎，天气一变化鼻子症状就加重，如果同时又有积食化热，胃中的火热煎烤着肺阴，导致肺阴不足而肺热太过，就会出现各种肿大性的疾病，比如腺样体肥大、扁桃体肥大等，这些问题会造成呼吸道堵塞，导致患者呼吸不畅而出现打呼噜、张嘴呼吸的症状。呼吸不畅又会加重肺气虚的问题，形成恶性循环。要想打破这个恶性循环，还得回到脾胃的调理上来。

（三）来自父母遗传的能量：先天元气

肾为先天之本，中医里面的肾不单纯指西医中的肾脏这个脏器，还包括了整个肾系统，如肾经、肾气（即肾中含的能量）等。中医的先天之本更多指的是在肚脐之后、肾之前的命门中藏的元气，我们有时候也把它称为肾气。这股肾气在人刚出生的时候就已经定量了，它决定了人的寿命长度，也决定了人的生命质量。

什么是先天？在中医里，先天是指人体受父母精血所形成的胎元，是胚胎在母体内用胎盘和脐带进行"呼吸"而不是用肺来呼吸的状态。人出生以后开始用肺呼吸就是开启了后天的呼吸方式，脐带脱落后就留下了肚脐这个先天的遗

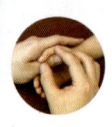

迹。肚脐后就是我们的命门所在,命门内藏着我们的元气。

元气养护好的人可以健康长寿,那些熬夜、喝酒抽烟等行为都会消耗我们身体的元气。相对成人来说,儿童的元气更加充足。儿童的肾虚多是因为身体尚未长成,元气还不能马上发挥作用,我们称其为肾气未充,肾气有一个充盈的过程,所以随着年龄的增长小朋友的体质会慢慢变好。而老人的肾虚就是真正的肾气亏虚了,常见的症状就是冬天特别怕冷,一些老年人穿得比正常人多但还是觉得冷的原因就是肾虚所导致的身体虚弱,而这股肾气很难再补回,所以随着年龄的增长老年人的体质会越来越差。同时,一些疾病也会消耗老年人的元气,所以老年人患病容易缠绵难愈甚至逐渐加重。笔者一直认为小儿推拿治疗疾病疗效好,其实主要是因为孩子的自愈能力强。孩子的物质和能量就来源于先天之本和后天之本,所以固护好这两个系统对治疗疾病乃至人的一生都至关重要。

二、温阳气、健脾气

(一)小儿推拿六字诀

针对儿科疾病的起源,结合小儿的生理特点,笔者提出了小儿推拿治疗大纲的六字诀:温阳气、健脾气。这六个字是整个小儿推拿体系的核心,小儿推拿体系中所有的疗法和穴位选择都离不开这六个字的指导。

（二）脾胃是百病的起源，也是百病的归宿

对于孩子来说，脾胃虚则百病起，越来越多的人认识到了这一点，有很多医疗机构也很重视脾胃的调理，包括运用各种食疗方法或者保健品。需要提醒大家的是，好的脾胃不是那么容易建立起来的，有时候吃某种保健品只会进入一个不吃就差、一吃就好的循环。

前面我们提到过，中医治疗脾虚主要是健脾，而不是补脾。补脾可能会让脾土太过，导致脾土郁滞，而健脾不会，因为健脾在运不在补，只要脾土能运转起来再通过适当的引导，脾虚问题基本就可以迎刃而解。我们的小儿推拿体系中非常重视运法的运用，温运中土就是这样一个典型的治疗手法，类似手法还包括运掌八卦、运土入水、运水入土等，目的就是让脾土能够运转起来。

临床上很多家长咨询：我的孩子脾虚，能不能吃怀山药？能不能吃大枣啊？其实，在脾土运转不灵的时候，是不适合给孩子吃上述食物的。脾土不能运转的表现包括食后腹胀、大便前干后烂、有口气、疲惫喜抱等。这些就是中医所说的胃强脾弱、胃实脾虚、胃热脾寒的脾胃不和现象。

体质的调理和脾胃的调理息息相关，脾胃属中焦，中焦又是全身气机运转的枢纽。对于一些缠绵难愈的儿科问题，通过调脾胃去调体质是一个很重要的治疗思路。

比如说鼻炎，其症状主要是打喷嚏、流鼻涕、腺样体和

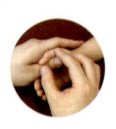

扁桃体肥大。如果观察患儿的鼻黏膜会发现其前半部分是白色的，后半部分是红肿的。这就是我们常说的外寒内热的格局，因为有胃热，所以身体要把毛孔打开出汗散热，毛孔打开后肺系容易着凉，如果不打开，热积到一定程度会引起发烧，这也是很多孩子晚上睡觉汗多又踢被子的原因。

这样的身体状态就会陷入一个矛盾的循环，如果不散内热就发烧，散内热又受外寒，寒热夹攻于肺则会出现鼻炎。鼻子只是肺排邪的一个通道，如果不调好肺、胃、脾三者的关系，单纯局限于鼻子的处理是不能够断根的。

（三）好的饮食、作息方式会让身体更好、更健康

对于外寒内热的鼻炎，正确的处理方式是：

（1）找到内热的原因，如果是胃热，调整饮食，戒燥热食物，晚上8点后停止摄入所有食物，防止积食，从源头上杜绝积热。

（2）背部透热。背部是全身散热的一个通道，可以在背部对应的背俞穴如肺俞、胃俞上刮痧，通过"开鬼门"的方法让邪热排出去。鼻咽部的热还可以通过一些外用药物透出，也可以通过中药雾化的方法来透鼻子的邪气。

（3）温中散寒。通过艾灸方法可以提升脾肾阳气，祛除体内的寒气。

（4）斡旋中土。通过推拿手法或者中药使脾土运转起来，让气流流动起来，体内剩余的寒热就能中和。

（5）固表。通过玉屏风散等补肺气的方药可以把肺气

固住，防止外邪入侵。

鼻炎的治疗一定要回归到体质的调理上才能真正断根，归纳为一句话就是"健脾气"。斡旋中土可以转化出调理体质需要的所有物质。

"健脾气"对应着小儿的后天之本，而"温阳气"则对应着小儿的先天之本。先天阳气只会随着时间的延长而慢慢消耗，不能增加。这虽是一个不可逆的状态，但是通过激发先天阳气的活跃性可以实现机体的阴阳动态平衡。儿童身上有一个和成年人不一样的现象，就是能够长高，这正是因为儿童有肾中先天阳气的推动。

三、云儿推体系框架

云儿推体系在先天元阳和后天脾土的相互作用下，确定了"温阳气、健脾气"的治疗大法。根据这六字诀，可以推演出更具体的疾病治疗方案。云儿推体系的具体框架如下。

（一）后天脾胃篇

小儿的生理特点是"脏腑娇嫩，形气未充"，即小儿五脏六腑的形气皆不足，肺、脾、肾三脏的不足又尤为突出，所以需要促进肾气生发、脾气运化、肺气宣发的功能。在这三脏中，肾为先天之本，脾为后天之本，小儿出生时，先天已定，后天始成，故固护脾胃之后天尤为重要。

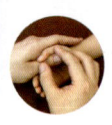

小儿发育全赖后天脾土,脾胃虚则百病起,五脏能量由脾胃运化精华供给,所以脾胃的功能决定了五脏六腑的功能。很多表面看似属于呼吸道方面的疾病,实际和脾胃消化道息息相关,肺气宣发失常可归因于肺脏娇嫩、形气未充,按中医五行理论,母虚及子,即脾虚会导致肺虚,如鼻炎、扁桃体肥大、皮疹、抵抗力低下等肺虚导致的问题,治疗上都可以"培土生金"之法为突破点。

1. 脾胃、体质调理

脾胃、体质调理是整个小儿推拿体系的基础,通过体质辨识、热成像检查,配合适当的饮食结构调整等调理方法,可恢复小儿生机勃勃、发育迅速的生理功能。

2. 鼻炎调理

鼻炎病位在鼻、在肺,与脾、胃、肝密切相关。"肺开窍于鼻",肺与脾胃的关系前文已论述,故鼻炎的症状可与脾胃相关。至于肺与肝的关系,根据小儿"肝常有余"的生理特点,肺气未充易致肝木反侮肺金。因此,在调整局部的同时,要注重身体五脏六腑的调理,让鼻炎的治疗效果更持久、更彻底。

(二)先天元阳篇

人之寿命长短全靠元阳维系,小儿为纯阳之体,阳气纯净如初升之太阳,故小儿身体的可塑性非常强,其身高、智力以及全身器官均未发育完全,而各系统的发育全靠元阳提供能量支持,故引动元阳到需要生长发育之处,可让对应的系统遵循规律而发育。

1. 眼睛调理

中医认为，肝开窍于目，《黄帝内经》有云："五脏六腑之精气，皆上注于目而为之精。""人卧血归于肝，目受血而能视。"眼睛气血由五脏六腑之精气供养，与肝尤为密切。因此，对于近视、散光、弱视的儿童，需养肝血、滋肝阴、疏通与目相联系的经络，让眼睛气血有供养之源，从而达到治疗眼睛疾患的目的。

2. 增高

儿童的生长发育动态有常，会随着天地阳气生、长、收、藏的变化而变化。春天是儿童身高发育的最佳时机，而孩子在春天得以发育的能量和物质来源是冬天滋养闭藏后储备的。实际上，准备期最好是从秋末冬初开始，正如《黄帝内经》所言："秋三月……收敛神气……此秋气之应，养收之道也。"因此，通过百日筑基的方法给身体打好基础，在春季惊蛰以后，通过助长导引术的方法启动冬天收藏的能量，能让骨骼迅速发育。

（三）灵性篇

婴儿出生时如白纸一般，元气由先天决定，性格乃后天形成，皆受父母之影响。而其性格、情绪、行为等的产生都有物质基础，物质与能量相互依存，故一些类似孤独症、多动症的问题，需身心同调。调身以补虚泻实，平衡五脏功能，同时推动先、后天之气相互作用来提升身体能量，并在

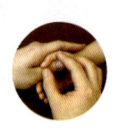

语言引导下让小儿感受到来自父母的爱。

云儿推体系是基于儿童基本生理结构来构建的。孩子继承了父母先天的能量,也需要后天的脾土来供养。我们需要牢牢把握住这个特性,通过调理脾胃来改善孩子的体质,结合脾土生肺金的理论来治疗呼吸系统的问题。利用孩子先天元阳较足的特性,帮助身体骨骼、眼睛等器官的修复和生长,在临床上可取得很好的疗效。总结起来,治疗原则还是温阳气、健脾气。在治疗方法上,健脾气的基础方就是以运法为主的方法,因为健脾在运不在补;温阳气的基础方就是艾灸对应的方法,艾灸就是为了扶正气、导经气,结合祛邪扶正的治疗思路和背部"太阳为开"的理论,在背部轻轻刮痧,就可以开太阳经脉,祛除邪气。

小儿推拿技术的重点不在穴位上,而在对孩子整体的把握上。孩子的成长是有轨迹的,也是动态的,将"温阳气、健脾气"治疗大法贯穿于孩子生长的整个周期,才能够整体地解决孩子某个阶段的问题。

第三章
中医诊法及辨证

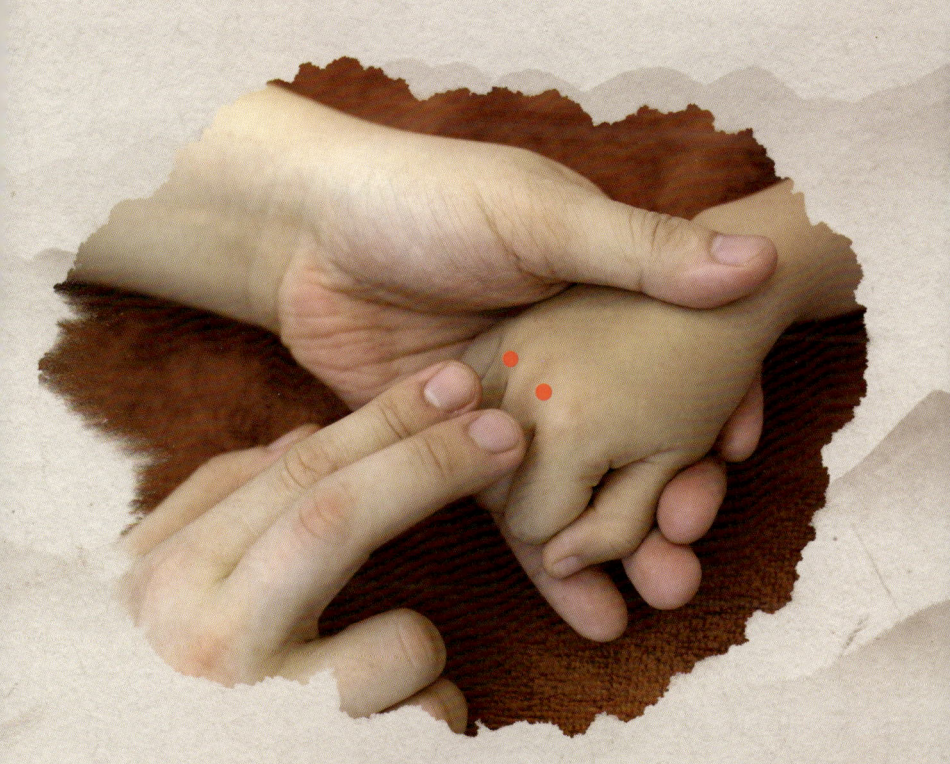

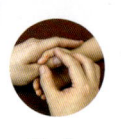

一、中医收集疾病信息的方法跟西医有明显差别

假设一个宝宝因腹痛去医院就诊,医生通常会完善腹部B超检查,再结合验血的相关结果,来确定治疗方案。

这是西医医生看病最常见的方式,那些检查方法是西医收集疾病信息的手段。如果是看中医呢?中医和西医的立足点不同,参考依据不一,推导出来的治疗方案肯定也会有所差异。中医收集信息或者诊断的方法可以归纳为望、闻、问、切四大类。中医会通过望、闻、问、切四诊合参,综合辨病及辨证后,给出治疗方案。

(一)望

望就是通过观察患儿的面色和动作来判断患儿的情况。比如脾胃虚弱的宝宝脸色是偏黄的,感到疼痛的宝宝脸色是偏青的,肾气不足的宝宝会有黑眼圈。也可以通过观察舌头的情况得出对应的结论。舌诊是儿科最重要的诊断依据,如舌苔较厚的宝宝有积食。还可以通过观察宝宝的一些动作来判断宝宝的状态,比如喜欢到处去玩的宝宝身体相对比较好,而生病后就会变得比较黏人。

望诊是一种非常高深的诊断方法,中医称"望而知之谓之神",就是说,通过望诊就能知道患者的病情,说明医生的医术已经达到了出神入化的境界。

（二）闻

闻诊包括两个方面，一个是用鼻子闻，一个是用耳朵听。水平较高的中医师可以通过声音或者味道了解患儿的情况，比如咳嗽的宝宝，咳嗽的声音就可以成为医生判断病情的依据。

（三）问

问诊是通过询问的方法收集信息。每个医生都会有自己的问诊顺序，但中医问诊的内容基本遵循十问歌：一问寒热二问汗，三问头身四问便，五问饮食六问胸，七聋八渴俱当辨，九问旧病十问因，再兼服药参机变，妇人尤必问经期，迟速闭崩皆可见，再添片语告儿科，天花麻疹全占验。不同医籍中的十问歌略有差异，但主要内容基本相同。值得注意的是，儿科在中医中被称为哑科，一些孩子因年龄比较小不会说话或者语言表达能力有限，比如会把痒说成痛，再加上一同前来就诊的家长可能不是平时带孩子的人，所以问诊收集到的信息非常有限而且可靠性不高。

（四）切

切诊是一种非常经典的中医诊法，最常见的切诊就是切脉，很多人区别中医和西医的方法就是看医生能不能把脉。实际上，除了切脉，切诊还包括用手指或手掌的触觉，对患者全身进行触、摸、按、压，以了解病情，诊察疾病，比如

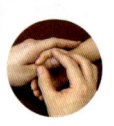

患者身体的温度如何、哪里比较硬、哪里比较痛。在儿科疾病的诊疗中,医生也会给宝宝把脉,但难度比成人要大,在这里就不详细分析了。云儿推体系主要是通过触摸宝宝相应的区域来达到收集信息的目的。

二、舌诊

舌头是唯一能伸到体外的器官。舌诊是用视觉观察患者的舌质和舌苔的变化,以了解病情、推测预后的诊断方法,为望诊的重点内容之一。

舌诊的依据:舌为心之苗、脾之外候,苔由胃气所生。脏腑通过经脉与舌相联系,手少阴之别系舌本,足少阴之脉挟舌本,足厥阴之脉络舌本,足太阴之脉连舌本、散舌下,故脏腑病变可在舌质和舌苔上反映出来。舌诊主要诊察舌质和舌苔的形态、色泽、润燥等,以此判断疾病的性质、病势的浅深、气血的盛衰、津液的盈亏及脏腑的虚实等。

(一)看舌头时的注意事项

在观察舌头的时候,我们要注意影响舌诊的因素。

(1)伸舌的方法:嘴巴自然张开,舌头自然伸出口腔,感觉舌根部有一些轻微的张力即可,避免伸舌过长而导致张力过大。

(2)光线的影响:要在自然光下观察或者拍照。不同颜色的光线会让判断出现误差。另外，值得注意的是，如果是用手机拍照，需用后置摄像头，因为前置摄像头的左右是反过来的。

（3）食物或者药物：如果刚进食过有颜色的食物（比如牛奶），或者药物（比如咽炎含片），都会导致舌苔的颜色出现异常。

（4）口腔对舌的影响：部分口腔或者牙齿疾病会影响对舌的观察，比如牙痛的患者易出现张嘴及伸舌困难。

在了解舌诊之前，我们需要知道体内五脏的分布，舌面对应的五脏分布基本与体内的解剖结构相似：舌尖处对应心，心下为肺，肺下为脾胃，脾胃两边对应肝和胆，舌根对应肾。我们还可以把舌头分为三部分，分别对应身体的三焦。

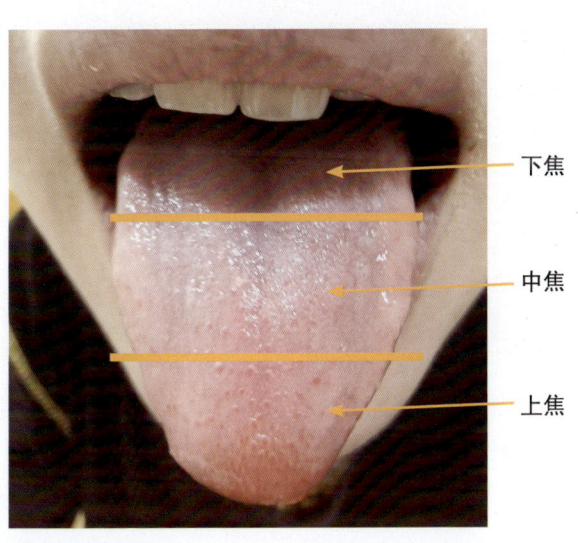

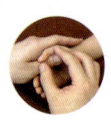

在了解了脏腑分布以后,我们还得知道人体躯干的经络分布及其与舌头的对应关系。

人体躯干的前正中线为任脉所过,后正中线为督脉所过。舌中线也对应着任脉和督脉,其改变可以反映任脉和督脉的问题。任脉为阴脉之海,阴液亏虚的时候舌中线是裂开的;督脉是阳脉之海,其循行经过脊柱,脊柱侧弯的时候舌中线会出现S形改变。

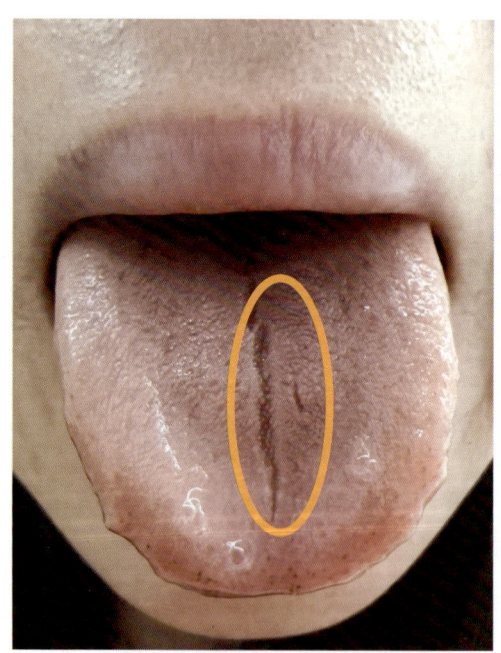

舌中线裂开

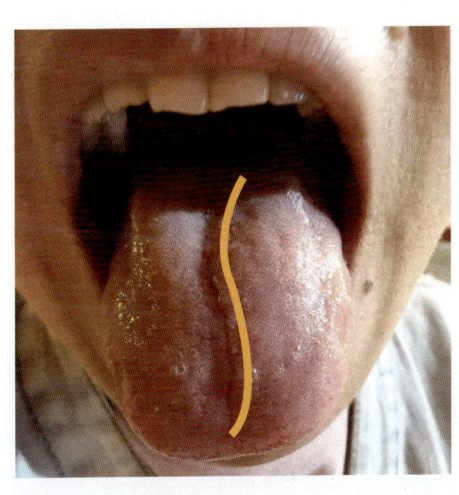

舌中线出现S形改变

脾经沿腹部循行，上至侧胸部的大包穴，我们可以简单地认为脾经属于躯干的侧面，故脾虚湿气重的情况下可见舌边有齿痕。脾胃属于中焦，因此舌中部裂纹可提示胃虚。

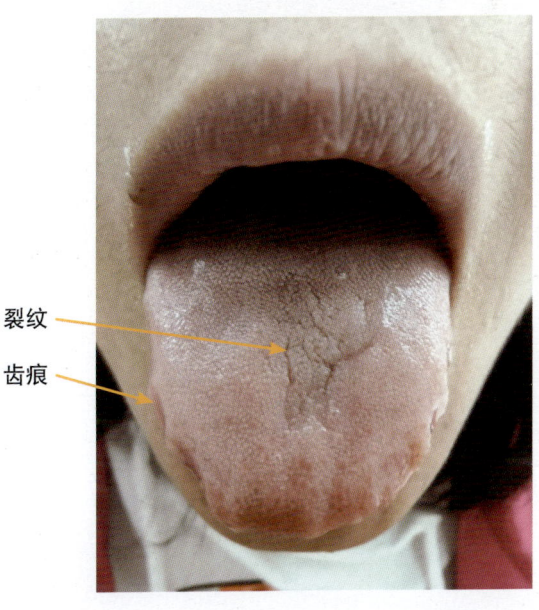

裂纹
齿痕

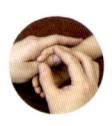

肝经循行于脾经及任脉之间，肝气旺时舌面是鼓起来的，肝火旺时舌头局部会有红点。长期肝气郁结进而导致气滞血瘀时，舌两边肝区可出现黑线；近期有生闷气时，肝区会有唾液形成的气泡线；肝血不足时，肝区会有凹陷。

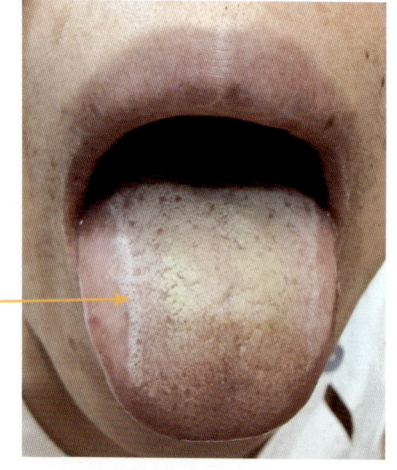

气泡线　　肝区有气泡线

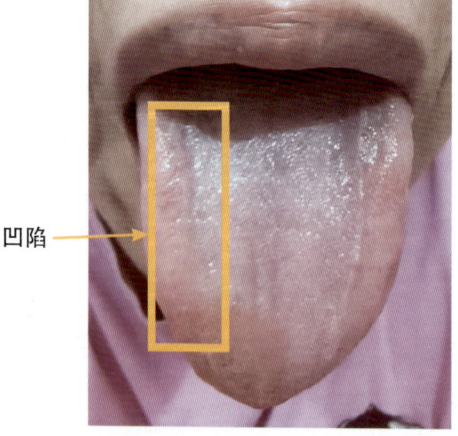

凹陷　　肝区有凹陷

了解了脏腑和经络在舌头上的对应区域，我们就能大概地判断出舌头异常对应着哪些问题。

（二）舌诊要点

舌诊是有一定顺序的，大体的顺序是从整体到局部再到细节。

1. 辨舌质颜色

舌伸出后先看颜色，要注意的是，这里要看的是舌质的颜色，而不是舌苔的颜色。在美术上，颜色可以分为两类：一类叫冷色系，包括白色、蓝色、黑色等；一类是暖色系，包括红色、黄色等。中医也称之为阴色和阳色。

正常的舌象是淡红舌，薄白苔。当舌显示红色等阳色时，说明身体可能火气比较重。如果舌呈现淡白色等阴色，说明身体可能寒气比较重。同时可以结合舌苔及其是否有齿痕来判断。如果舌色淡暗，说明寒入阴血，若暗的颜色比较深，说明已经出现了寒凝血瘀，这种舌色在部分痛经的女性中常见。

2. 辨舌大小

看舌的第二步是看大小，大小分为整个舌头的大小、左右的大小和上、中、下三焦的大小。正常的舌伸出来的时候占整个口腔的二分之一到三分之二，如果大于三分之二就是胖大舌，胖大舌说明有实邪，结合其他因素比如舌淡白，苔白水滑有齿痕，就说明有湿气。如果舌头小于整个口腔的二分之一，就说明身体的气血不足，有这种舌头的人容易疲惫，如果是女性则月经量较少。

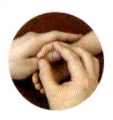

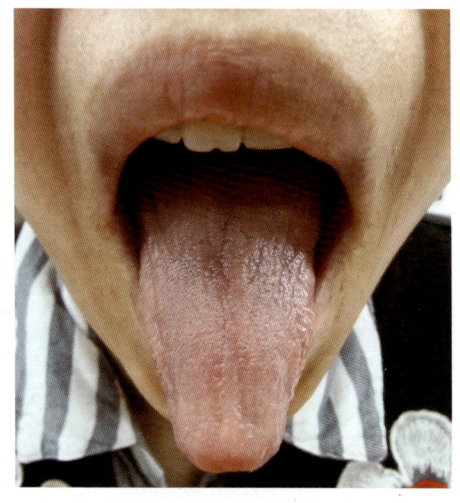

舌头小于整个口腔的二分之一

正常的舌头左右是一样大的,左边的舌头对应着左边的身体,右边的舌头对应着右边的身体,一般偏大的一侧存在经络堵塞,多数是因为脊柱的错位及侧弯。

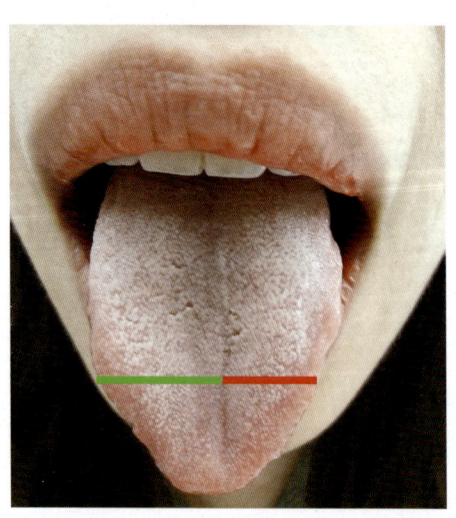

舌头左右两侧大小不一样

一般舌哪里小就表示其所对应的部位气血不足，如果有隆起的地方就说明这里有堵塞导致气血不能上达。胃气不足时，舌部中央会变薄伴有凹陷，患者易出现食后腹胀不适。下焦肾气不足时，可见舌根部的大小不及舌中部，患者易出现腰腿酸软的症状。

舌尖小且偏薄并有凹陷，提示心肺气血不足，这类人容易出现上楼梯气喘的状况。

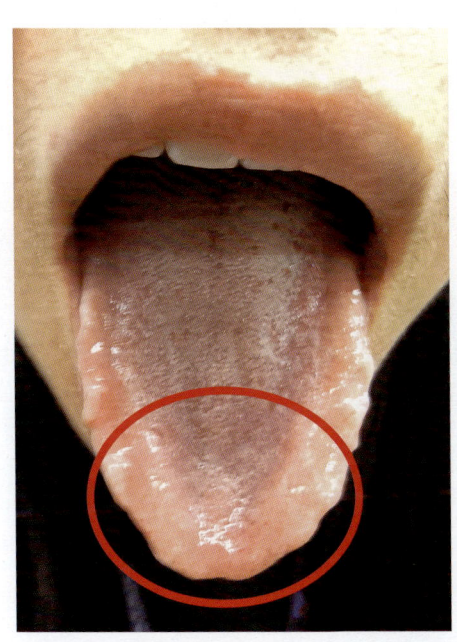

舌尖小且偏薄并有凹陷

3. 辨舌苔颜色与厚薄

通过舌质可以大体判断五脏六腑的气血多少与经络的堵塞情况，而舌苔是胃气蒸腾起来附着在舌头上的颗粒，通过舌苔可以判断腹部垃圾（邪气）的储存情况。正常的舌苔是

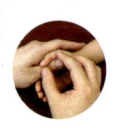

薄白苔，舌苔偏厚说明腹部的垃圾较多；舌苔分布在中焦，说明有积食；舌苔分布在下焦，说明有宿便；整个舌都是苔，说明湿气重。

舌苔的颜色提示的是邪气的寒热情况。苔偏白说明有寒，苔偏黄说明已经化热。需要说明的是，临床所见舌质淡白为有寒，同时舌苔黄厚为有热，这种情况就是寒热错杂。焦黄苔是热伤津液的表现，就像烧烤的时候，烤久了肉呈现的就是焦黄色。舌苔伴有水滑的感觉，甚至还有反光是湿气重的表现。

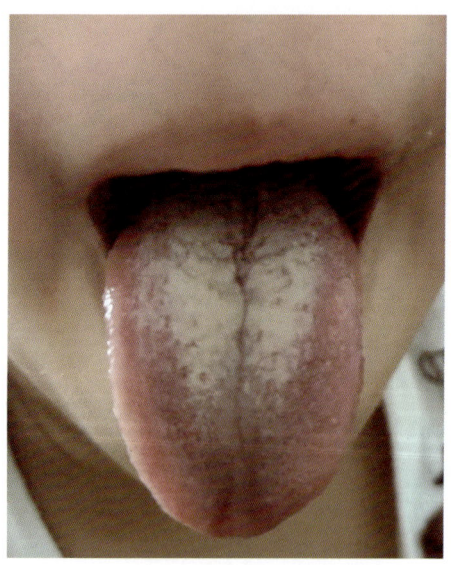

舌苔黄厚

临床上还可见舌面无苔、舌质很红的情况，这是身体火气太旺、津液亏虚的表现，可由某些热性疾病或进食过多辛辣之物而饮水过少导致。

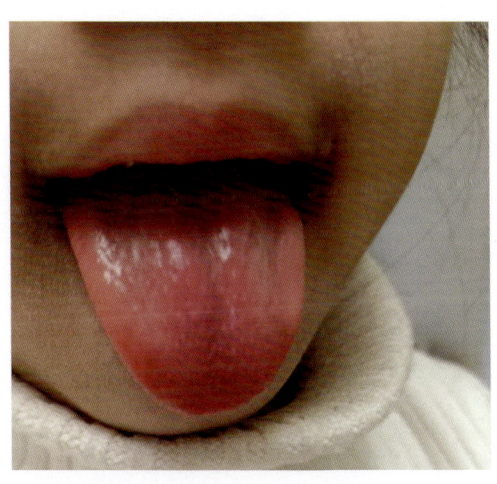

舌面无苔、舌质很红

再有一种苔叫剥落苔（地图舌），即部分舌面有厚苔，部分舌面无苔。舌苔剥落说明有津液亏虚，苔厚是积食的表现，结合起来就是积食后化热、热伤津液。

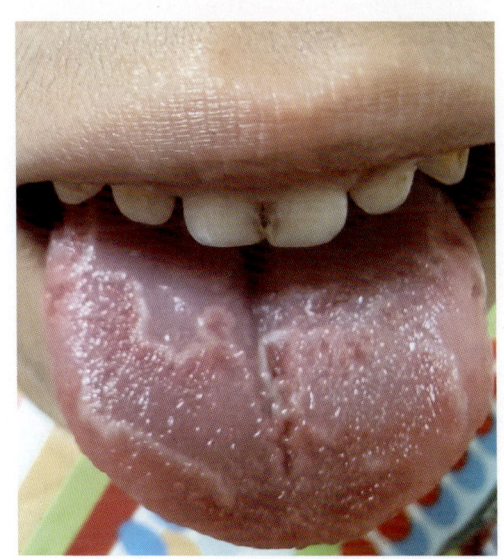

剥落苔（地图舌）

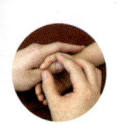

根据舌质和舌苔的情况可以判断出身体五脏六腑的气血虚实、邪气的性质及其所在的位置,结合扶正祛邪的思路,通过辨证治疗引导邪气排出,同时补充身体的不足,就能达到健康的目的。

三、切诊

中医认为"切而知之谓之巧",就是说通过切诊的方法来了解身体的情况是很巧妙的。切诊包括脉诊和按诊,检查内容包括脉象、胸腹的痞块、皮肤的肿胀情况、手足的温度、疼痛的部位及相应穴位等。儿童脉诊一般都是用一指定三关的方法,相对比较困难,而按诊相对简单。所以儿科的切诊一般是用手去触摸诊察患儿的全身以了解病情,类似于西医的体格检查。

(一)切诊要点

中医上切诊需要了解的身体情况可以概括为"三个度"。

一是体表的温度。正常情况下,全身的体表温度相差不会太大,异常情况下比如背部受凉等,会出现温度差。医者手温会影响对患者体表温度的判断,所以采用热成像仪来代替手的探查可以减少误差,也增加了直观性和整体性。体表的温度提示的是身体的阳气分布情况,是寒是热用手一探或者用热成像仪一检查便知。

热成像图中红色表示温度正常，绿色或者蓝色表示温度比较低，就是偏寒凉，白色区域表示有热。

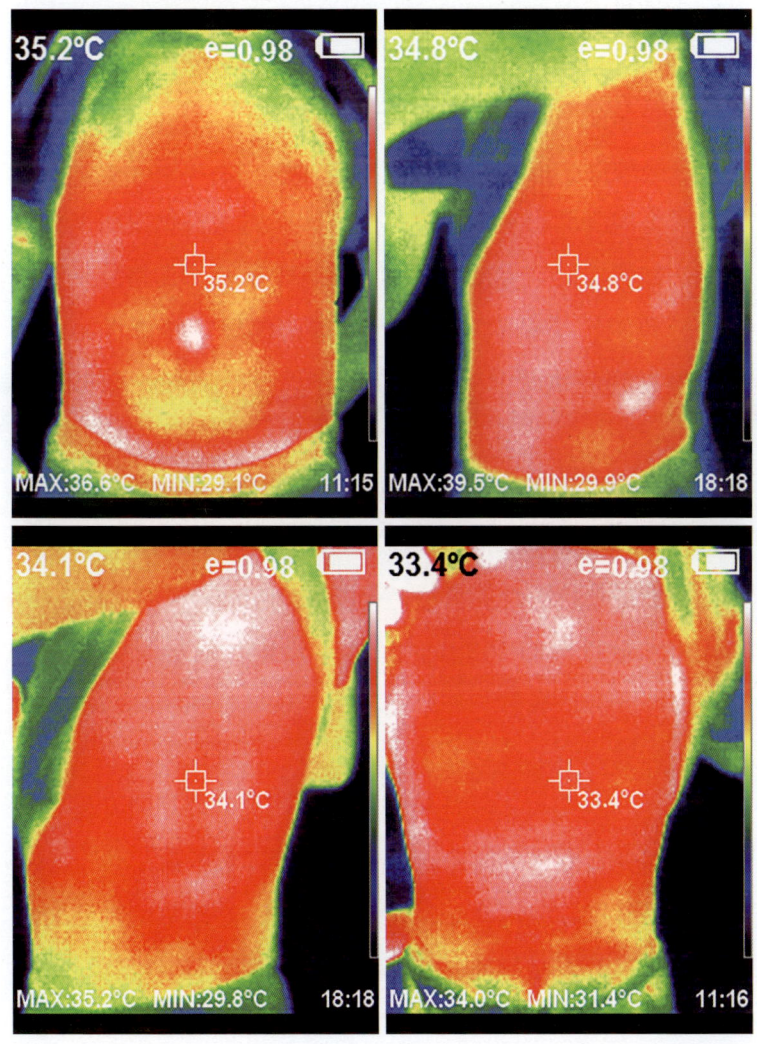

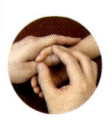

用治疗前后的热成像图还能观察治疗效果，也能检验治疗思路有什么不全面的地方，这样治疗就更有直观性，也更容易出效果。

二是体表的湿度。正常的皮肤是有润泽感的，不会太干也不会太湿。太干提示津液不足，太湿提示湿气太重，所以通过体表湿度可以判断身体的津液分布情况。

三是硬度，或者叫身体局部的弹性。正常情况下，体表的触感是饱满而富有弹性的，皮肤、肌肉太松弛说明气血不足，比如脾虚的宝宝皮肤、肌肉就特别松软，走路易疲惫。在局部摸到硬块提示有邪气的聚集，比如在腹部胃区或者足三里摸到硬块就说明有积食，在天枢摸到硬块就可能有宿便。

切诊亦讲究顺序，一般顺序是从全身到局部，由浅到深，从上到下。手足、关元、虚里可以反映全身的阳气情况，特别是手，所以需要特别关注。

关元是丹田的中心点，俗称下丹田。这里是"三支一源"，即任脉、督脉和冲脉的起源。任脉也叫阴脉之海，督脉也叫阳脉之海，冲脉为十二经之海。所以中医认为下丹田有人生命的原动力，也是元气所在地。这个部位通常需要暖一点，部分女性这个位置比较冷，多有宫寒之症。

虚里是指心尖搏动处，位于左乳下，是诊察宗气盛衰的部位。宗气的盛衰与肺、脾胃的功能密切相关。宗气的主要功能有两方面：一是走息道以行呼吸，二是贯心脉以行气血。凡语言、声音、呼吸的强弱，以及气血的运行、心搏的强弱和节律、肢体的活动和寒温等均与宗气的盛衰有关。

关元反映元气情况，虚里反映宗气情况，手足反映的是阴阳交接的情况，三者一起切诊可以较全面反映身体的情况。

手足是阴阳经交接的地方，在西医上是动脉和静脉的交汇处，它反映的是气血的交汇情况。手指较暖说明交汇是通畅的，手指较凉说明气血不通畅，特别是在发热的时候伴有手足冰冷往往容易出现抽搐。

手触诊的意义不只是可以了解宝宝的阴阳交汇情况，更重要的是跟宝宝建立连接。在给宝宝看诊时，我们经常要伸出手同宝宝握手，当宝宝愿意握手时，同宝宝的连接就建立起来了。宝宝手心的温度、手背的温度，以及手的湿度和弹性都会被感知。手心热说明胸腹有热，手背凉说明背部受凉。

如果连接建立不了，小儿推拿的效果就很难保证。那如果宝宝因害怕陌生人（特别是医生）而不愿意握手怎么办呢？一些1岁多的宝宝，见到医生就很害怕，这个时候不要急着强迫宝宝去拉手，要想办法打消宝宝的顾虑。可以先跟宝宝说拜拜，然后让家长抱出去2分钟再抱回来打招呼，再要求握手，如果宝宝还不愿意就重复从拜拜到握手的过程，一般3～5次就能同宝宝建立连接，一回生两回熟，宝宝也会观察这个医生会不会给他带来伤害，只要确定这个医生是安全的，宝宝就会放下防备的心理，接下来的小儿推拿才能起到立竿见影的效果。

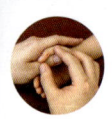

小儿推拿并不是完成了穴位上的操作就能起效的，而是要在建立连接的基础上，以大人的气带动小儿的气运行，当小孩子的气没法被调动的时候，效果就很难保证，所以建立连接是小儿推拿的不传之秘，也是小儿推拿要做的第一步。所以笔者经常开玩笑说小儿推拿医生是"全职带娃，兼职推拿"。

（二）身体各部位的切诊

1. 头部切诊

小儿头部常可分为前额、囟门、侧头、枕部、风池、天柱骨。

（1）前额为阳明经、太阳经所过，在中医上属于阳明。前额比较烫或者疼痛说明阳明胃经或者大肠经有问题。阳明是多气多血之经，所以该经发热一般都是高热。

（2）囟门属于督脉，未闭合前常易受凉。后囟一般是在孩子3个月左右大的时候闭合，前囟一般在1~1.5岁之间闭合。正常的囟门是平于头皮的，而且仔细看能看到轻微跳动，摸上去是温的。如果囟门是凹陷的，说明大脑虚，发育不好，需要增加营养；如果囟门高于皮肤而且头颅比较大，则可能有积水的情况，需配合B超或CT来确诊。如果见到囟门处有明显的跳动，说明受了邪气，一般是外邪，可伴有流鼻涕、咳嗽，严重者可伴有发热。处理的方法很简单，只需搓热手捂囟门10分钟左右，让宝宝头部和背部微微有汗就好。古代有给宝宝戴虎头帽的风俗，在不致宝宝头部过热的情况下戴虎头帽对囟门有很好的保护作用，现在类似的帽子被称为囟门帽。

（3）头部两侧与耳朵为少阳经所过，阳气相对比较弱，所以耳朵比较怕冷。如果出现耳朵发红或者侧头痛的状况，说明少阳有热，可以用小柴胡类方剂来解。

（4）后枕部及风池为太阳经所过，天柱骨属于督脉，这些位置凉说明有受凉，这也是判断是否有外感风寒的重要依据。治疗时可以用艾灸加推拿阳面的穴位，比如外劳宫、二扇门等，也可以直接用推天柱骨和疏风散寒的手法。

2. 胸部切诊

胸部可分为云门穴区、膻中穴区、肋骨区。

（1）云门穴区的中府是肺经的起始穴，这个区域反映的是肺的寒热情况，通过热成像经常可以见到这个区域比较凉。

（2）膻中是八会穴中的气会，是对全身气机调节很重要的穴位，穴位下面的解剖结构是胸腺。在成人身上如果发现这里有一条索状物，而且压痛明显，那么很可能随之而来的是胸闷，或有反复胸闷的症状。

（3）肋骨区也叫胸胁区，是肝经的分布区域，这里如果发热说明肝经有热，如果怕痒说明肝经气郁，看到肋骨有凹陷（相当于西医说的佝偻病）说明肝血不足。

3. 肩背部切诊

（1）肩部的切诊除了切温度外，还要注意肩部的软硬程度，肺的宣降功能是否正常与此有关，特别是对于咳嗽的

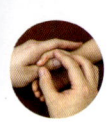

宝宝，因为这里是肺尖的投影区，咳嗽多了，这里会有变硬的感觉。这个问题可以用开肺气的手法来解决。

（2）背部包括背俞穴区、肩胛骨区及脊柱等区域。背俞穴是脏腑气血输出体外的聚集点，所以肺俞、心俞、肾俞等穴位是脏腑之气直接外输的地方，也是邪气外出的区域，因此适合刮痧，刮痧以后毛孔打开可导邪气外出。如果这些地方有筋结则说明有邪气或者邪气外输不顺利。

肩胛骨是保护我们心脏的很重要的骨结构。在生物学的进化中，重要的器官都会进化出骨骼来保护，肩胛骨是保护我们心脏的，在肩胛骨内侧有一个很重要的穴位叫膏肓，即所谓"病入膏肓"的"膏肓"。部分小孩因为脊柱有问题加上比较瘦，肩胛骨会翘起来，里面松松软软、没有弹性，这会导致心气虚，情绪波动比较大，外感后不容易恢复。治疗时可以在调整脊柱后再行艾灸。部分成年人的膏肓附近有筋结，这是经络堵塞的表现，长时间的堵塞容易引起心肌缺血，治疗的方法是刮痧，但是在这里刮痧的时候穴位需完全打开才能有效，打开穴位的方法是手背伸同时肘关节下压。

脊柱的切诊主要看形态有无侧弯和捏脊的时候有没有哪个区域比较紧张，一般紧张的区域也会比较痛，这个区域对应的脏腑也是有问题的。

4. 腹部切诊

腹部切诊的重点是胃区、肚脐、天枢、关元。腹部的切诊在儿科中是非常重要的，可以发现很多问题。腹部切诊特别要注意由轻到重。

（1）从肚脐上到剑突的区域为胃区，轻按这里可以了解是否有胃寒或者胃热，重按则可以了解是否有硬块、硬块的大小和形状以及是否有压痛，如果有则提示胃区有实邪，实邪的性质多为积食。

（2）肚脐代表了先天，不同的人肚脐的性质和颜色是不一样的，而且如果把手的劳宫穴放在肚脐上可感觉到有气冒出，不同人冒出的气是不一样的，有暖的，有热的，有凉的。如果环肚脐有硬结，那么就说明硬结的延长线对应的脏腑有问题。温运中土是很好地解决肚脐问题的方法。

（3）天枢是大肠的募穴，这里鼓起或者有发热、硬块说明大肠有宿便。大肠属阳明经，所以天枢的上述异常是阳明经有实邪的表现。

（4）关元属于丹田，也是元气的源头，相对其他地方热一点比较好，这里常可触及筋结，特别是对于尿床的宝宝。我们把关元到耻骨联合周围的筋统称为宗筋，意为诸筋的总汇或者和传宗接代有关的筋。把宗筋松解后再行艾灸治疗可以很快地解决宝宝的尿床问题。

四、辨证论治——见诸相非相

辨证实际上是一种思维方式，是通过收集患者身上相关的信息（包括舌象、脉象、饮食、睡眠、大小便等）来分析患者身体出现的问题，用现在的话来讲就是透过现象看本

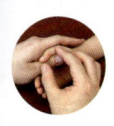

质,用佛家的话来说就是见诸相非相的方法,又如《黄帝内经》所言"有诸内而形诸外"。

(一)错综复杂的中医辨证体系

中医传承几千年,形成了不同的辨证体系,这是很多初学者容易混淆概念而不得要领的地方。中医的辨证方法有经络辨证、气血辨证、六经辨证、卫气营血辨证、三焦辨证、八纲辨证等。

切入点不同,需要用到的思维及方法也不同。比如针灸临床常用的是经络辨证法,需要用到放血疗法的时候可以配合气血辨证法。经络辨证起源于《黄帝内经》的《灵枢》。小儿推拿与经络密切相关,所以经络辨证是基础。六经辨证法起源于东汉张仲景的《伤寒论》,用这种辨证法分析推导出来的治疗方法一般用经方,主要治疗伤寒杂病等内科疾病,优点是用药少、效果好,缺点是《伤寒论》原书字简而意奥,又因年代久远,流传下来的是残本,需要中医基础牢固、精读中医经典才能灵活运用。卫气营血辨证和三焦辨证形成于明清时期,是温病学的辨证体系,由叶天士和吴鞠通整理前人的思想所创立,主要针对的是温病,包括部分现代的传染病,虽然也是以中药作为治疗手段,跟六经辨证有关联,但也有区别。如果追根溯源,吴鞠通的《温病条辨》有百分之三十的药方是用了《伤寒论》的方子,首方还是桂枝汤。

各种辨证体系之间既有不同又有千丝万缕的关系,这导致有的中医初学者或爱好者不得其要领。那么，有没有一种辨证方法是比较简单的呢？有，那就是八纲辨证。

（二）八纲辨证是相对简单易学的辨证方法

八纲辨证传说出自汉代华佗所作的《归藏经》，具体情况无从考证。八纲是指阴阳、寒热、表里、虚实。阴阳为总纲，统领下面的六纲。中医里常说的补虚泻实、祛邪扶正就是从八纲辨证中的虚实两纲来的。从"虚实"两个字入手，在熟练运用八纲辨证后，再去学习其他辨证方法就会比较容易掌握。

中医所有的治疗方法都可以简单归纳为两个部分：一个是祛邪，一个是扶正。祛邪的技法有刮痧、拔罐、灌肠等让身体垃圾外排的方法，扶正的方法有艾灸、站桩、食疗、内服补药等给身体增加有用物质和能量的方法。

中医治疗主要有八法，分别是汗、吐、下、和、温、清、消、补。其中汗、吐、下三法就是用来祛邪的。比如汗法，可以通过捂囟门、拿风池、开肺气等手法来完成，如果用中药可以用麻黄汤、桂枝汤等，灵活运用可以发汗的西药也能达到想要的效果。有了辨证思路，就需要根据具体的情况选用不同的方法来完成治疗。

比如遇见咽部红肿疼痛伴发热的患者，笔者通常会在患者的中指放几滴血，放血后咽痛能够缓解百分之八十，再让患者服用伪麻黄碱并在之后喝热粥，过大约半个小时，粥喝完了，汗也出透了，热也会退。这个辨证的思路就是患者咽

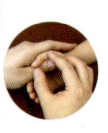

部肿痛说明咽部有邪,用气血辨证来说就是邪气到了血分,中指刺血就是让血分的邪气有出路,用西医解释就是咽部的反射区对应着中指,中指出血后咽部的血液循环就能得到改善,张力减小,疼痛就能在两三分钟内缓解。伪麻黄碱是麻黄的提取物,相当于中医的麻黄汤,但麻黄汤的发汗力更大。喝热粥的目的第一是补充胃气让汗出有源,第二是借热粥的热量让药物快速生效。在这个思路下,原本需要两三天时间、花费200余元才能退去的发热,变成只需要半个小时、花费20块钱就能实现。

云儿推体系所用的主要技法有刮痧、艾灸和推拿基础方。刮痧对应着祛邪,艾灸对应着扶正,推拿基础方可以在祛邪扶正的思路上加减变化。灵活运用这3种技法就可以很快地处理小儿常见疾病。

五、最简单的辨证思路——扶正祛邪

(一)学会辨证的前提:用中医的思维方式思考

用中医的辨证方法就必须用中医的思维方式。扶正祛邪来源于中医八纲辨证之中的虚实两纲,学会了从扶正祛邪的角度考虑问题,就可以运用它来辨证论治了。

（二）辨别邪正

何为邪？只要是不属于身体的东西，或者是身体不能利用的东西，在中医上都叫邪。就比如一个人到你家里偷东西，不管这个人是男是女是老是幼，都可以把这个人叫贼。在《黄帝内经》中也把邪称为虚邪贼风。

何为正？能够被身体利用的物质或者能量都属于正。身体少了该有的东西就是虚证，治法就是扶正；身体多了不该有的东西就是实证，治法就是祛邪。

邪气在中医有不同的分类，按照来源可以分为外邪和内邪。外邪有前面讲到的从天气变化而来的外感六淫和从食物而来的积食等。内邪由内而生，包括痰、浊、湿、瘀血、郁气等。

一般来说，治疗时要先祛邪后扶正，就像先打扫房间卫生，再给家里添加家具一样。祛邪要考虑几个方面。

第一是邪气的性质，不同性质的邪气需要用不同的方法祛除，就如同家里不同的污渍需要用不同的清洗剂清除一样。第二是邪气的位置，邪气所在的位置不同就要选用不同的祛邪方式，就比如在高处的灰尘要用长的扫把扫，在水槽的渣滓要用水冲。《黄帝内经》将其归纳为"其高者因而越之，其下者引而竭之"。治疗八法中的汗、吐、下等祛邪之法就是根据邪气所在位置而定的。

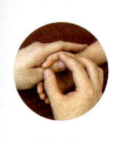

（三）判断邪气性质

判断邪气性质的方法很多，主要根据患者的症状来判断。一般患者来诊都是因为某些症状而来的，而引起这些症状的原因很多时候是邪气堵塞导致身体能量（气）的传导出了问题。

引起皮肤发凉的多为寒邪，引起身体发热的多为热邪，导致局部刺痛的多为瘀血，等等。这些邪气最终会通过我们的汗、大便、小便等排出体外，这是身体的排泄系统起到的作用。

（四）从哪几个方面扶正

祛邪后就要考虑扶正，身体的正气包括气、血、精、津、液等物质，所有的虚都应该从这些物质的缺失来思考。气属阳，血、精、津、液属阴，判断其问题可以用不同的诊法。阳气性温，所以气不到的地方相对比较凉，可以用切诊，通过切脉和触摸不同部位、感知不同部位的温度来确定阳气的分布。治疗的时候可以用艾灸或者服用一些温性的药物。

血能濡养身体且有形，血亏虚与否可以通过头发（发为血之余）、舌象、脉象来判断，女性还可以参考月经。

精是人身三宝之一，也和人的生殖有关，精的充足与否可以通过人在白天的精神状况、年龄、头发的颜色、腰部是否有酸感来综合判断。精血都是有形之物，最好的补充方法是食用血肉有情之品。

　　津和液是类似水的物质，津是较稀的液，液是较稠的津，两者可以互相转化。另外，液与西医所说的关节液是有重合的。判断津液亏虚与否要看患者是否有口干、少汗、少尿、关节弹响、皮肤干燥等情况。比如一些宝宝大便干硬，就是大肠缺少津液而引起的，最直接的治疗方法是喝足够的水。津液不足除了可能是因为喝水不足以外，还可能是因为阳气亏虚无法化水气而导致津液生成不足，所以可以配合艾灸等温阳之法。

　　复杂的问题都是由多个简单问题杂合而成的，复杂的疾病也是由多个简单的疾病杂合而成的，抽丝剥茧后各个击破可以让我们的身体慢慢恢复健康，总结来说就是虚则补之，实则泻之，不虚不实以经取之。

第四章 小儿推拿理论基础

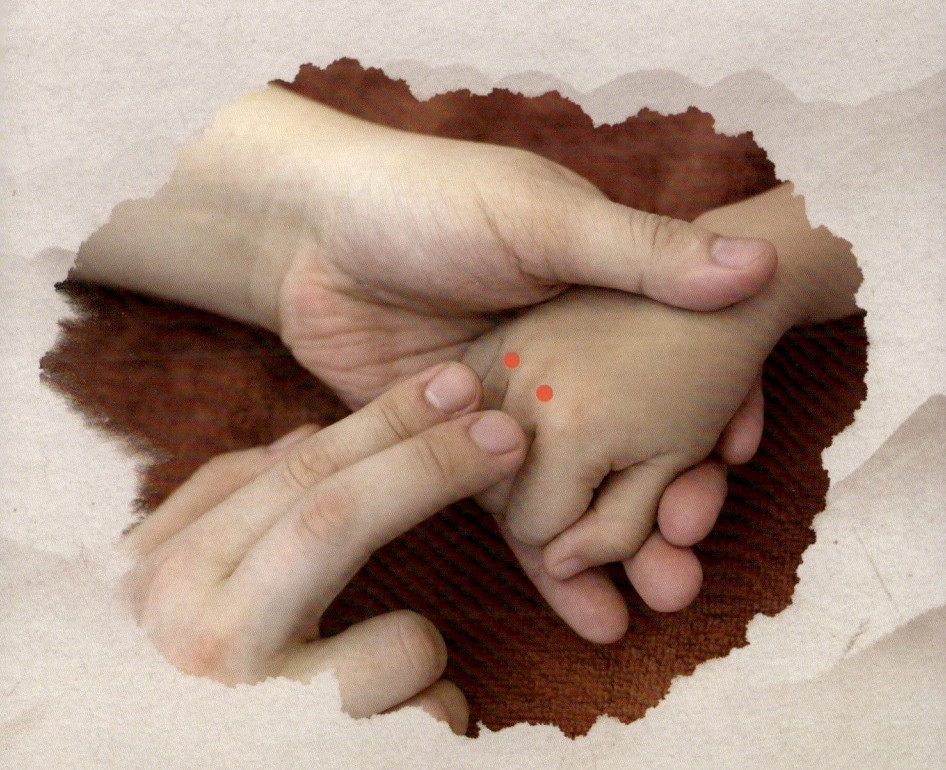

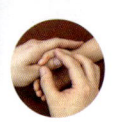

一、小儿推拿常用穴位及规律

不知道大家有没有这样的疑惑：为什么小儿推拿以按摩手为主？为什么按按手小朋友的问题就解决了？

（一）经络有生物力学的物理属性

经络的作用非常强大，《黄帝内经》云"经脉者，所以能决死生，处百病，调虚实，不可不通"，简洁地提炼了经络的作用。手脚的末端是阴阳经的交接点，所以有沟通阴阳的作用。用现代的生物力学来说，经络原理类似于多米诺骨牌原理，即在最远端用一个微小的力量，第一块骨牌倒下的时候，推倒这块牌的力量和这块牌的势能会叠加到第二块牌上面，第二块牌倒下后，能量会再叠加到第三块骨牌上面，以此类推，只要有足够的牌，一个微小的起始力量就可以推倒十吨甚至百吨的骨牌。

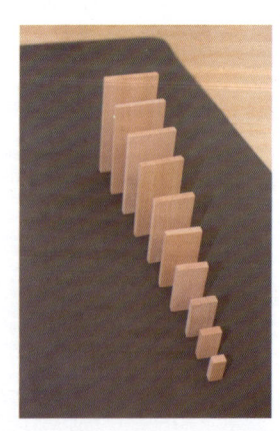

手脚是身体离心脏最远的地方，在对应的力线上给一个起始力量，传到躯干部就会产生一股强大的力量，这就从现代科学的生物力学角度解释了为什么按摩一下手就能治疗孩子的疾病。

那么问题来了：我们怎么知道在什么时候按哪个穴位比较好呢？穴位的定位是怎样的呢？

（二）小儿推拿的5个规律

笔者总结了小儿推拿的5个规律，供大家参考。

1. 手部的阴阳规律

手心面为阴面，对应着我们的胸腹部；手背面为阳面，对应着我们的背部。当胸腹部有问题时，我们就可以用阴面的穴位来治疗；背部有问题时，我们就可以在阳面找穴位来治疗。胸腹部或背部有问题的时候，手的阴面或阳面也会有症状出现。比如一些胃热的宝宝手心会比较热，感冒着凉了的宝宝大椎穴是凉的，手的外劳宫穴也是凉的。

2. 手部的五行规律

把手伸直，手指合拢，你会发现中指较长，小指较短，食指和无名指相差不大。中指对应着五行中的火，也对应着五脏中的心和四季中的夏天；小指对应着水，也对应着肾和冬天。夏天阳气较旺，所以中指较长；冬天阳气较弱，所以小指较短。食指对应着木、肝、春天，无名指对应着金、肺和秋天。春秋阳气平均，所以食指和无名指的长短相差无几。

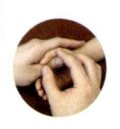

中医上的土不主四时,各寄18天于四季之后,所以对应脾土的拇指可以指点江山,它可以很灵活地点到其他4个手指上。

这个五行规律还有一个特点就是在这5个手指区域内的穴位都有对应的五行属性。比如板门穴,它在大鱼际上,就有调理脾胃的作用。再比如二马穴在小指的区域内,它就有调理肾的作用,再结合它在阳面,因此它就对肾阳有调理的作用。

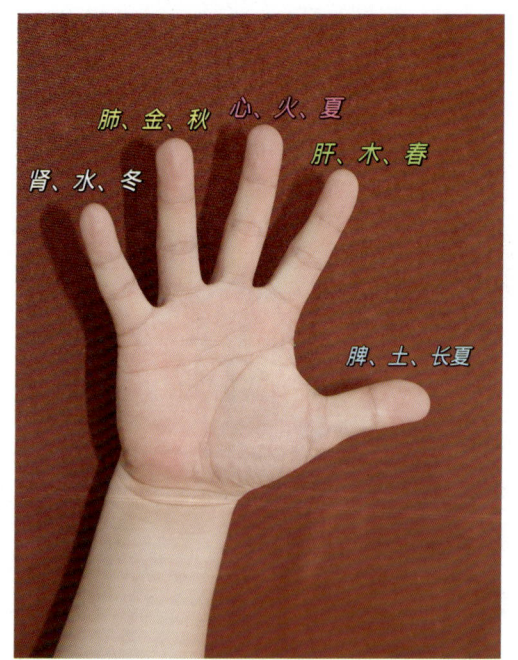

3. 手部的三焦规律

根据反射学原理,手上的反射区跟我们的内脏是对应的。我们把手上俗称感情线的纹理看作一条水平线,水平线以上对应着我们的上焦。从中指作一条竖线，再从虎口作一条斜线，两条线的交点对应着肚脐，交点水平以下区域对应着我们的下焦，上焦和下焦之间对应着我们的中焦。各区域内的穴位都有调节对应区域功能的作用。

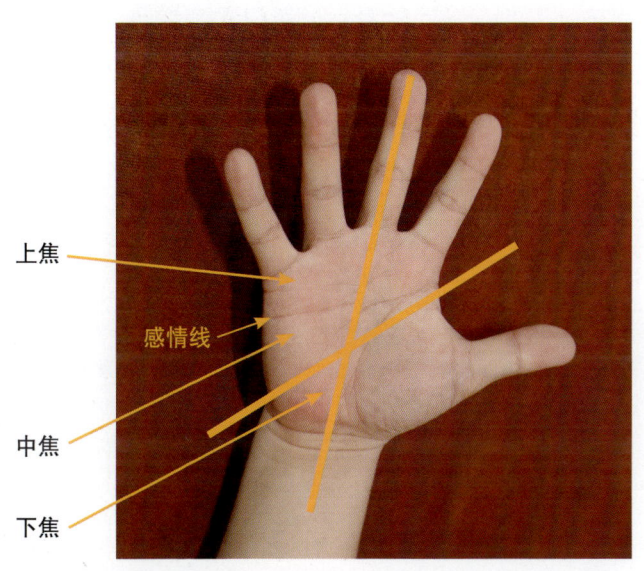

4. 手法的补泻规律

手推的方向就是气走的方向。向心推的时候，气血就会往心脏的方向流入；逆心推的时候，气血就会从心脏的方向流出。所以向心推的方法是为心脏等脏腑补充气血的，为补法。逆心推的方法是让气血从脏腑向外流的，为泻法。即向心为补、逆心为泻。但有一个穴位是例外的，那就是天河水（或叫天河），向心的方向推叫清天河水，可取凉退热。这个穴位在前臂屈侧正中线上，五行属火，其逆心推更凉，推拿手法中的"海底捞月"就是用水作为介质逆心来推，可以

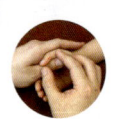

退高热。

5. 手法的力量规律

这个规律主要体现在实际操作中。笔者把用在不同穴位上的力量所能到达的位置分为3层，分别是皮层、肉层和骨层。当我们看到"清""补""推"等字眼的时候，这些手法都是用到达皮层的力量，要求轻快，不能大力，比如清天河水、补脾经等。当我们看到"揉""按"等字眼的时候，这些手法都是用到达肉层的力量，要求力量稍大，要找到肉中的一些小硬结，然后揉开才能达到效果，比如揉板门、按足三里等。当我们看到"捣""掐"等字眼的时候，用到的力量又要比到肉层的力量大一些，可到达骨层，比如捣小天心、掐四缝。因为这些穴位相对较深，要用力才能达到效果。但要注意的是，就算用到达骨层的力量都不应该引起孩子的疼痛。

按照上述总结的5个规律，只要我们知道穴位所在的位置，就大概能判断出穴位的主治功效还有手法操作时需要用到的力量和方向。在操作上，还有以下规律可以运用，总的来说就是推则气走。向心推，气向心走（补法来源）；逆心推，气逆心走（泻法来源）；运法，气旋而走；分法，气分而散；合法，气合而聚；揉法，引动肌层之气，揉筋散结；捣法、掐法，气到骨面，引动深层之气。

二、常用穴位、手法及功效

1. 脾经

脾经位于拇指桡侧指甲旁，常用推法。

（1）补脾经能健脾胃、补气血。用于脾胃虚弱、气血不足引起的食欲缺乏、形体消瘦、消化不良等症状。

（2）清脾经一般不单独用，常清补同用。

（3）小儿体虚、正气不足、患斑疹热病时，推补本穴可使瘾疹透出，但手法要快、轻。

医者体悟 | 推脾经时以见指甲边有红白相间的颜色变化为佳，力度不可过大；脾土实，可用清补的手法。

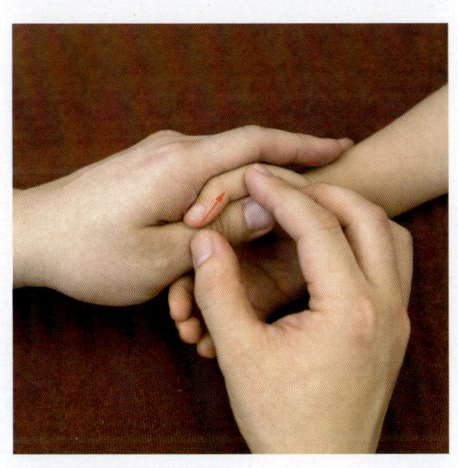

2. 肝经

肝经位于食指掌面末节，常用推法。可平肝息风，解热

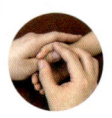

镇惊,开郁除烦,和气生血。主治目赤、惊搐、口舌生疮、两腮颧部色赤、小便赤涩等。

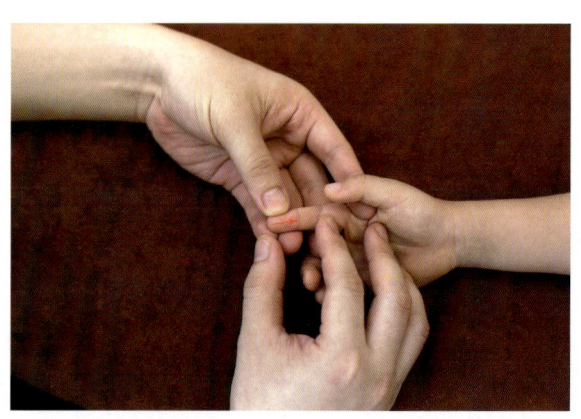

3. 心经

心经位于中指末节,常用推法。清心经能清热泻心火,补心经能养心安神。主治高热神昏、五心烦热、惊惕不安、口舌生疮、小便短赤、夜啼、心血不足。

医者体悟 | 临床上常以清天河水代替清心经。心火炽盛者可以考虑清心经,高热者可用凉水作为介质清心经。

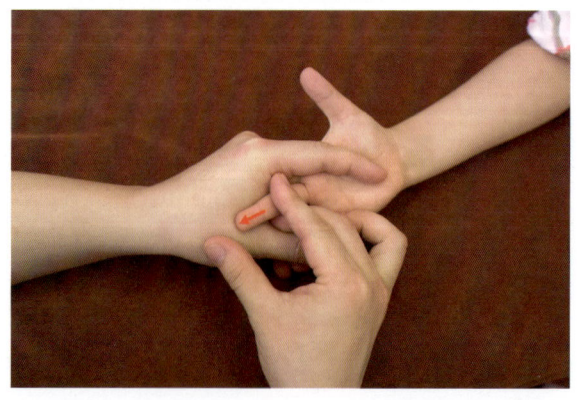

4. 肺经

肺经位于无名指掌面末节，常用推法。可疏风解表，顺气化痰，止咳利咽，补益肺气。主治伤风感冒、咳嗽痰喘（肺炎、急慢性支气管炎、百日咳）、麻疹不透、脱肛、遗尿、便秘等。

医者体悟 | 肺中有痰者，除清肺外，可配合清运八卦、大肠或者退六腑，让痰转大便排出。可叮嘱家长注意患儿大便中是否有黏液排出。

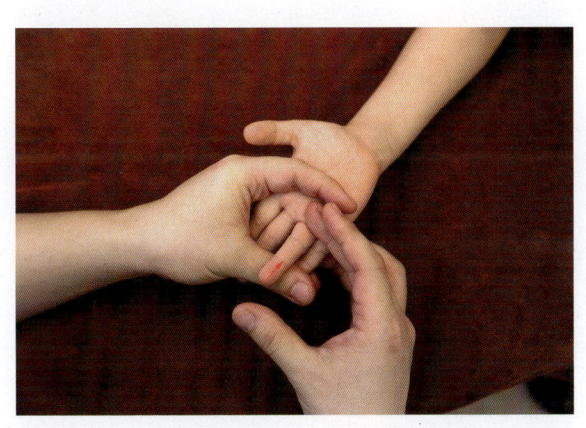

5. 肾经

肾经位于小指末节螺纹面，常用推法。补肾经可补肾益脑，温养下元；清肾经可清利下焦湿热。补肾经常用于先天不足、久病体虚、肾虚腹泻、遗尿、虚汗喘息等，清肾经常用于小便赤涩等。

医者体悟 | 补肾虚常配合推三关或者揉二马。

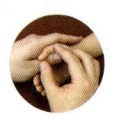

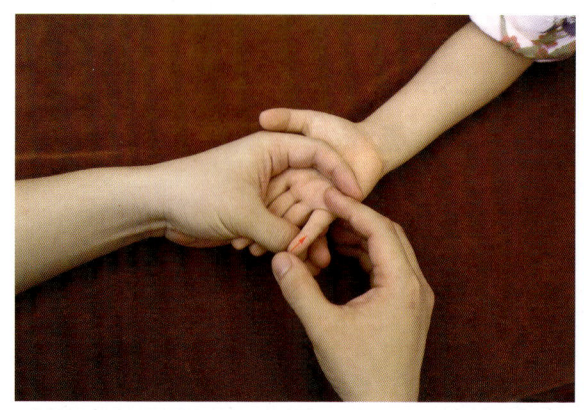

6. 小肠经

小肠经位于小指尺侧缘,常用推法。可利尿止泻,分清降浊,清膀胱、心之热。主治水泻无小便、尿频、尿闭、尿少、口疮、伸舌、弄舌、木舌、口唇裂、尿道炎。

医者体悟 | 小肠经为促进小肠分清泌浊之要穴,常用于大便稀烂,有利小便而实大便之意,常配合二马穴同用。

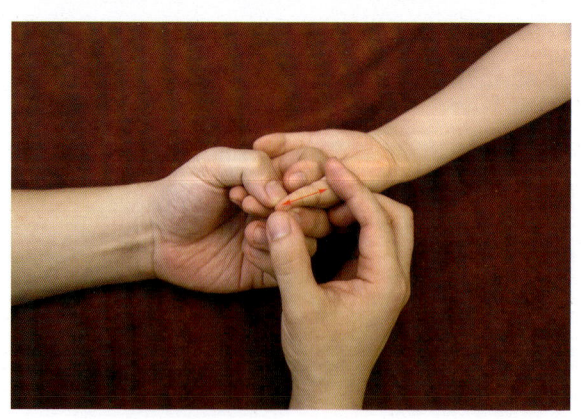

7. 大肠经

大肠经位于食指桡侧缘赤白肉际处，常用推法。清大肠能清利肠腑，除湿热，导积滞，多用于湿热、积食滞留肠道，身热腹痛，痢下赤白，大便秘结等。主治腹泻、痢疾、便秘、脱肛，可补诸虚。

医者体悟 | 大肠连接魄门，补大肠能补诸虚，补虚时勿忘先关魄门。

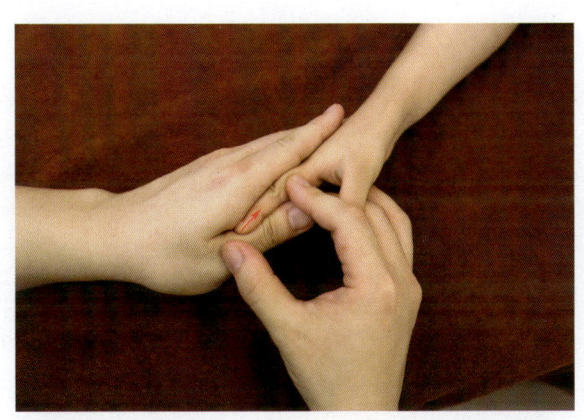

8. 胃经

胃经位于手拇指外侧缘，腕横纹至拇指第二关节横纹，常用推法。可清热祛湿，和胃降逆，主治呕恶嗳气、食欲缺乏、疳积、吐衄烦渴等。

医者体悟 | 胃经有硬块提示胃可能出了问题，仔细观察可发现胃的邪气属性，胃经颜色和硬块变化之时即是治疗起效之时。

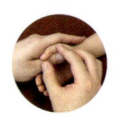

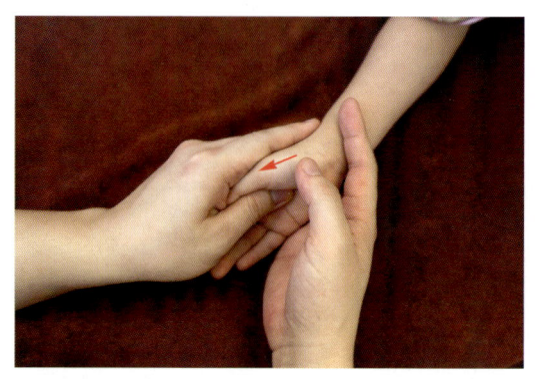

9. 板门

板门在手掌大鱼际平面中点,常用推法。可健脾和胃,消食化滞。主治乳食停积、腹胀、腹泻、嗳气、食欲缺乏、呕吐、恶心等症。

医者体悟 | 大鱼际属土,土气弱时,大鱼际偏软,治疗手法宜轻。土气实时,大鱼际偏硬,治疗手法要稍重。

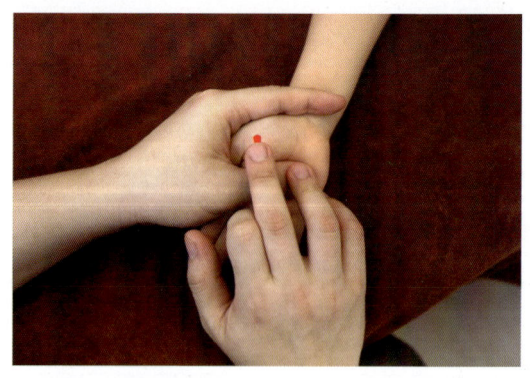

10. 八卦

以掌心为圆心,从圆心至中指根横纹约三分之二处为半径画一圆圈,即八卦穴。常用运法。可理气宽胸,顺气化痰，消宿食，降胃逆，调和五脏，有升清降浊之功。主治胸闷饱胀、呕吐、泄泻、食欲缺乏、咳嗽痰喘、心烦内热等。

医者体悟 | 八卦乃理气之要穴，能行全身之气血。

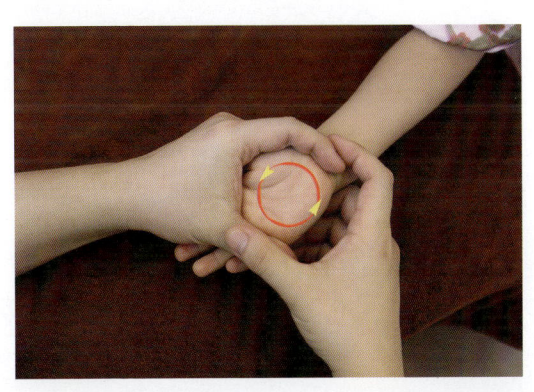

11. 运水入土

运水入土是一种小儿推拿方法，一般是指用运法由小儿小指指腹的肾经穴起，沿手掌的尺侧和掌根部，运至拇指指腹的脾经穴，呈一条弧形曲线。因肾属水，脾属土，故名。可润肠通便。主治便秘、湿热泻痢。

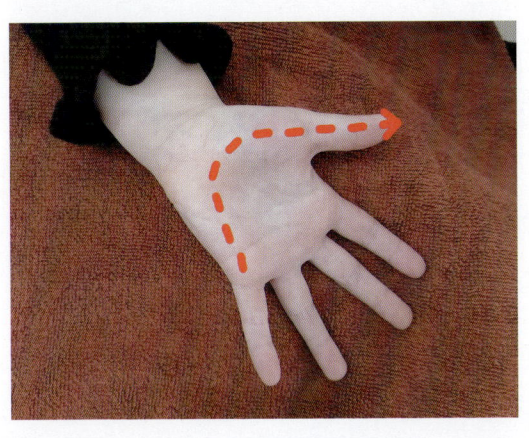

12. 运土入水

运土入水也是一种小儿推拿方法，一般是运水入土的反向操作，由拇指指腹运至小指指腹。可温中健脾止泻。主治虚寒泻痢。

医者体悟 | 运土入水、运水入土常以大便软硬程度作为手法运用的依据。

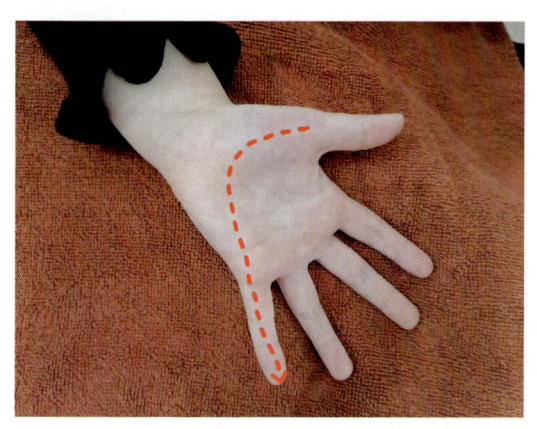

13. 四缝

四缝在手第2～5指掌侧，近端指关节的中央，每侧四穴，常用掐法。可理中行气，化积消胀，退热除烦。主治疳积、腹胀、厌食、咳喘、慢惊风、口唇破裂、发热、烦躁等。

医者体悟 | 有疳积者，四缝穴常饱满透亮偏硬，遇之可直接挑治。

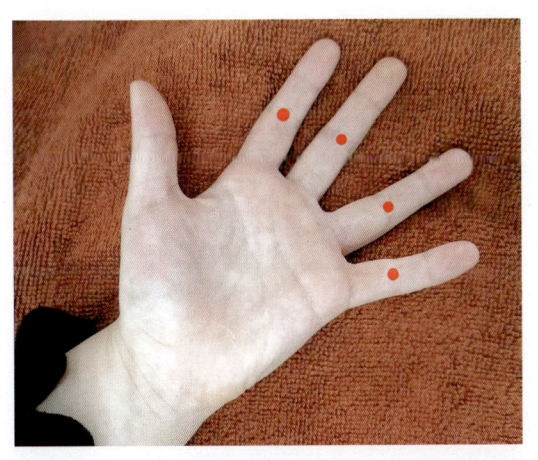

14. 四横纹

四横纹位于掌面食指、中指、无名指、小指的第1指间关节横纹处,常用推法。可理中行气,化积消胀,退热除烦。主治疳积、腹胀、厌食、咳喘、慢惊风、口唇破裂、发热、烦躁、手足抽搐、头偏左右、肠胃湿热、眼目翻白、肚腹疼痛、口眼㖞斜等。

医者体悟 | 四横纹为除烦之要穴,位于上焦,对应胸膈部。

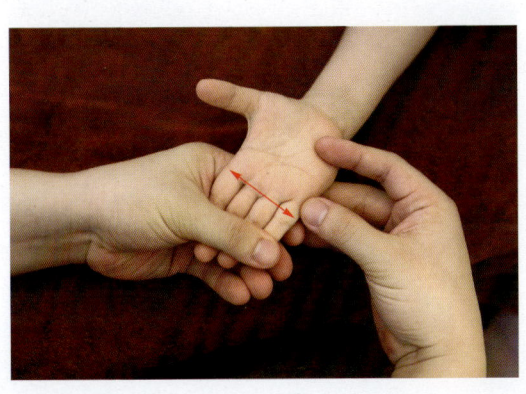

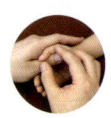

15. 内劳宫

内劳宫在掌心中央,屈指时中指、无名指之间中点,常用掐法。可通心经,散气。主治一切热证,见发热、口渴、心烦不宁、睡眠不宁、口疮、目赤、小便不利、虚烦内热等。

医者体悟 | 内劳宫的温度常同腹部的温度一致,热者常为积食化热,可内外劳宫对比判断。

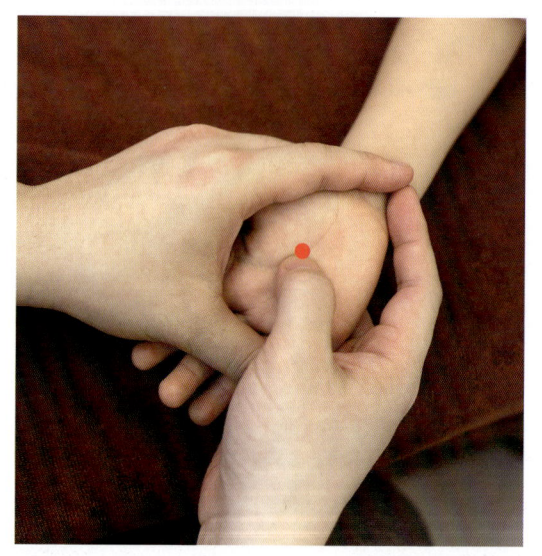

16. 小天心

小天心在掌根部大小鱼际交界处的凹陷中,常用捣法。揉能清热镇惊、利尿、明目,掐捣能安神镇惊。主治惊风、抽搐、烦躁不安、夜啼、小便赤涩、目赤肿痛、痘疹欲出不透等。

医者体悟 | 常用此穴可使虚火下行,下元稳固。

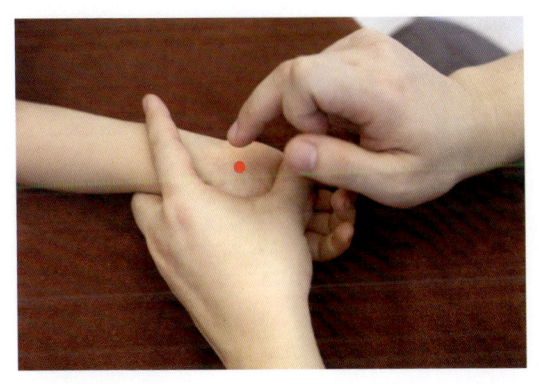

17. 分阴阳

分阴阳为小儿推拿方法。一般操作时由小儿腕掌部中点向两侧分推。靠近拇指端为阳池，靠近小指端为阴池，故名。分阴阳能平衡阴阳，调和气血，行滞消食。主要用于阴阳不调、气血不和所致的寒热往来。

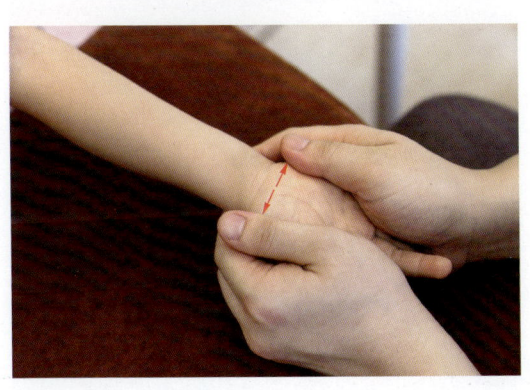

18. 合阴阳

合阴阳又名和阴阳，为分阴阳的反向操作，用拇指由小儿腕横纹两端向中间合推。合阴阳有利痰散结的作用。主治痰涎壅盛、胸闷咳喘。

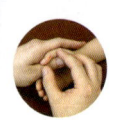

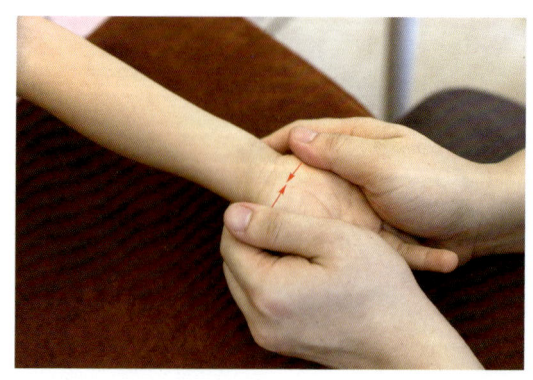

19. 总筋

总筋位于掌后腕横纹中点，常用揉法。可清心经热，散结止痉，通调气机。主治口舌生疮、夜啼、牙痛、潮热等。

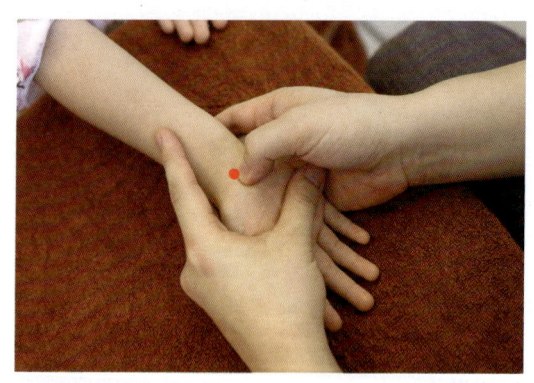

20. 天河水

天河水又名天河，一般认为其位于前臂屈侧正中线，腕横纹至肘横纹一段。常用推法。以手三指或两指自腕横纹推到肘横纹曲池处，称为清天河水。可清热除烦，泻心火，镇惊。主治诸热惊风、心经热盛、口渴咽干等一切热证。

医者体悟 此为清热之要穴，可清诸热，配合不同的介质可达到不同的效果。

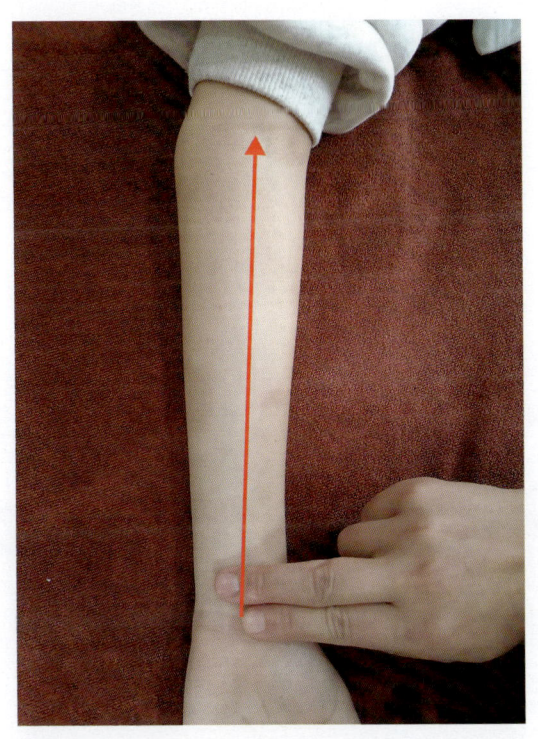

21. 三关

三关位于前臂桡侧，阳池至曲池成一直线，常用推法。可培补元气，补气调气，温阳散寒，发汗解表。主治气血虚弱、病后体弱、阳虚肢冷、腹痛、腹泻、疹出不透及感冒风寒等一切虚寒证。

医者体悟 | 推三关与补大肠配合运用，补虚效果更好。推三关与退六腑同用，名为推三退六，可促进周身大循环。

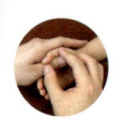

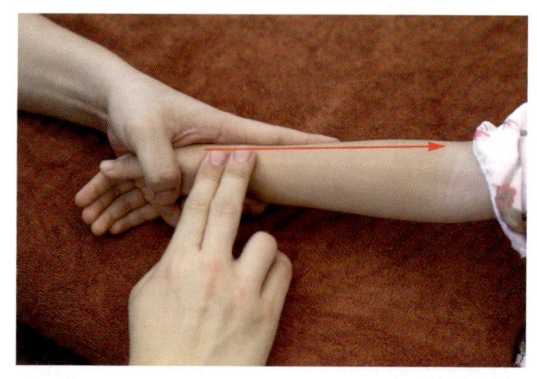

22. 六腑

六腑位于前臂尺侧缘,神门到少海一线,常用推法。用于清热、凉血、解毒。主治发热、汗多、便秘。

医者体悟 | 推拿六腑穴可降诸气,与泻大肠、降阳明手法合用效果更佳。

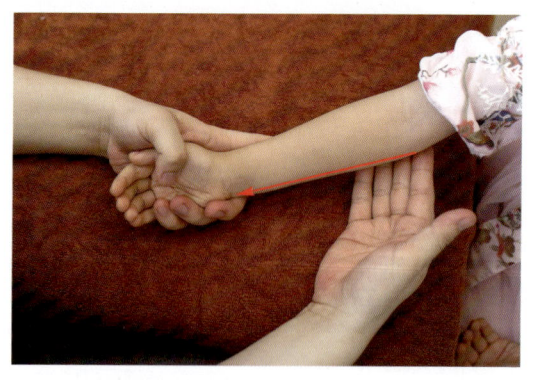

23. 老龙

老龙位于中指指甲后一分处,常用掐法。可开窍醒神,退热止惊。主治急惊风、虚脱气闭、昏迷不醒、高热、抽搐等。

医者体悟 | 本穴较少用，上述急重症患儿常需住院治疗。

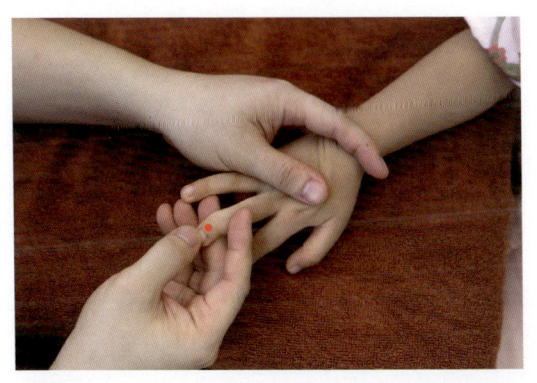

24. 端正

端正位于中指指甲两侧，常用掐法。可醒神开窍，调平衡。主治小儿惊风。眼左视，掐右端正；眼右视，掐左端正。

医者体悟 | 老龙和端正两穴的名字可作为参悟小儿推拿的入口。

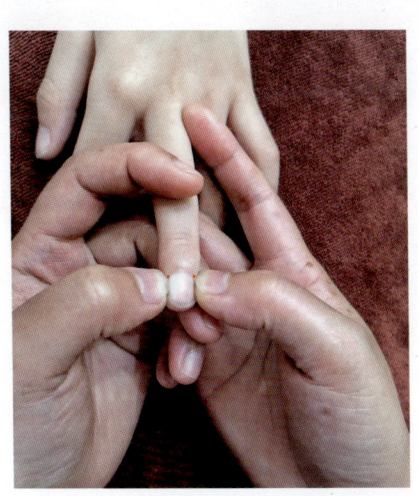

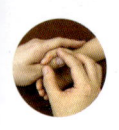

25. 二马

二马位于手背无名指及小指之间,指掌关节后的凹陷中,常用揉法。可温阳补肾,顺气散结,利水消肿。主治潮热烦躁、腹痛、牙痛、小便短赤、虚热咳喘。

医者体悟 | 二马穴位于小指肾区的阳面,故可调肾阳,通治肾阳不足或者虚火上炎引起的症状。

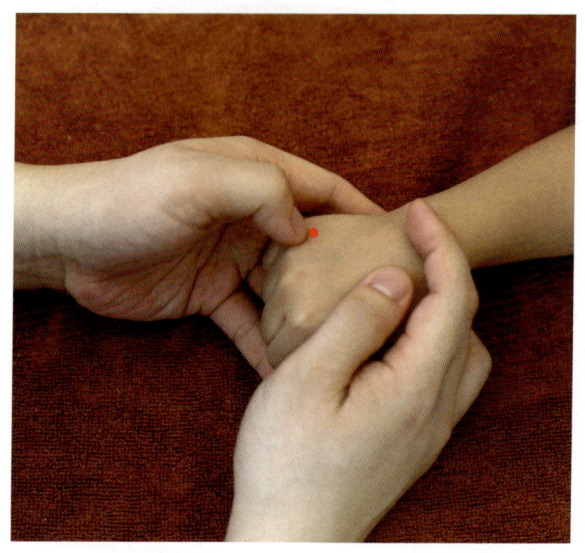

26. 二扇门

二扇门位于手背中指根两侧凹陷中,常用揉法。可发汗解表,退热平喘,定惊安神。主治风寒外感、身热无汗、惊风抽搐等症。

医者体悟 | 此穴名为门,在阳面,故有开门祛邪之功,常用于外感疾病之初起,常和外劳宫、一窝风同用。

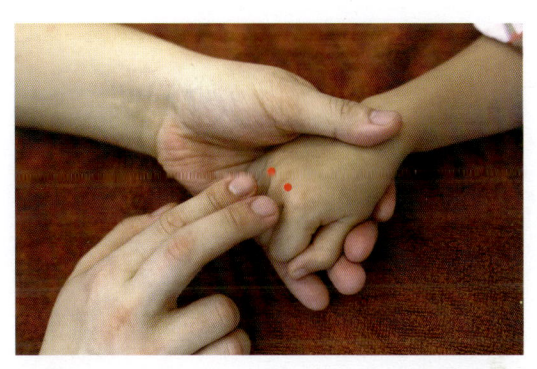

27. 一窝风

一窝风在手腕背侧腕横纹中央凹陷处，常用揉法。可发散风寒，宣通表里，温中行气，利关节。主治伤风感冒、腹痛、痹痛、急/慢惊风等。

医者体悟 | 名中有风，故常用于治各种风证，包括皮肤发痒、外感风热或风寒。

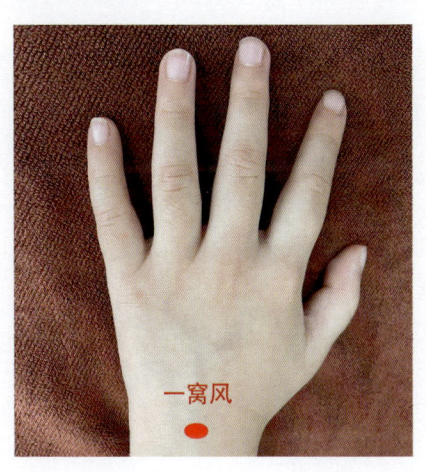

28. 膊阳池

膊阳池在手背一窝风后3寸处（支沟），常用揉法。可疏

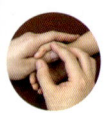

风解表,通利二便。主治大便秘结、小便赤涩、感冒头痛。

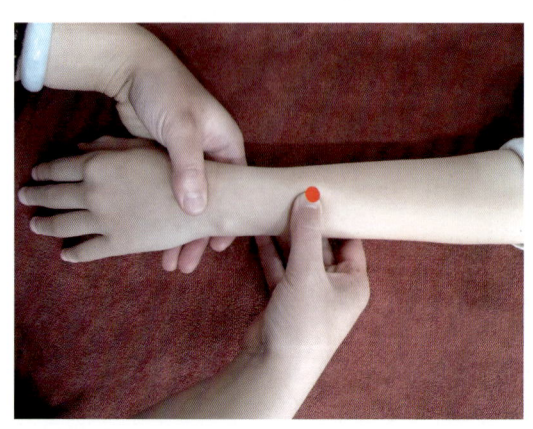

29. 五指节

五指节位于手背,五指第1指间关节横纹处,常用掐法。可安神镇惊,祛风痰,开关窍。主治惊风、惊惕不安、喉中痰鸣、抽搐、夜啼、不寐、烦躁哭闹、吐涎、咳嗽痰多等。

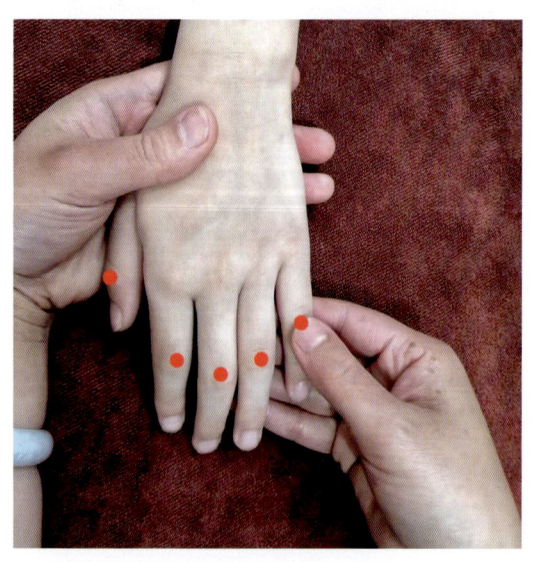

三、吴氏自创手法的操作与应用

在临床实践中总会有一些疗效欠佳的案例，比如咳嗽，按照传统的辨证方法和穴位操作，效果并不见得都理想。部分咳嗽的案例，用传统小儿推拿治疗，症状会有所好转，但是想快速缓解并缩短病程是不一定能做到的。遇到这种情况就需要回到中医基础理论中去研究。咳嗽是肺的宣降功能出了问题，治疗上既要把肺中邪气清理掉，同时还要恢复肺的宣降功能。肺在上焦，肺尖的投影在肩井穴，笔者据此创立了"开肺气"这个手法，这是笔者创立的第一个手法。以后笔者遇到问题，除了在典籍中找答案，还会尝试在中医理论基础上创立新手法。以下简要归纳一下笔者所创立的手法。

1. 振风散寒

操作：左手扶住患儿前额，右手掌根顶在风池穴上，轻快摩擦，使皮下产生热量，让热量向脑的深处传导。

要点：①背部及颈部的大椎穴要暖，大椎不暖可以先艾灸；②左手要稳，右手摩擦力度不宜过大；③以有热量向头的深处渗透为度。

作用：治疗头晕、头痛、流鼻涕、鼻炎、视力下降等头面五官疾病。

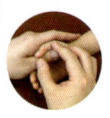

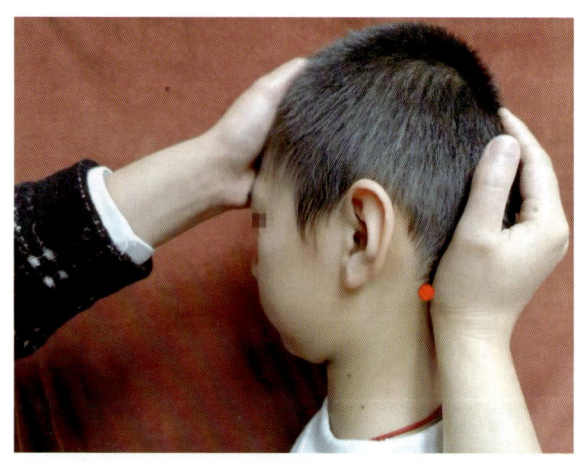

2. 开肺气

操作：双手食指放在肩井穴上，拇指自然放在肩部，与食指和中指成提捏状，食指下按、拇指提捏成连贯动作。

要点：①操作力度需使孩子觉得微痛，最好能使孩子哭1分钟；②做完后以背部微微出汗、肩部变暖变软为宜。

作用：恢复肺的宣降功能，治疗咳嗽，一般作为最后一个手法来做。

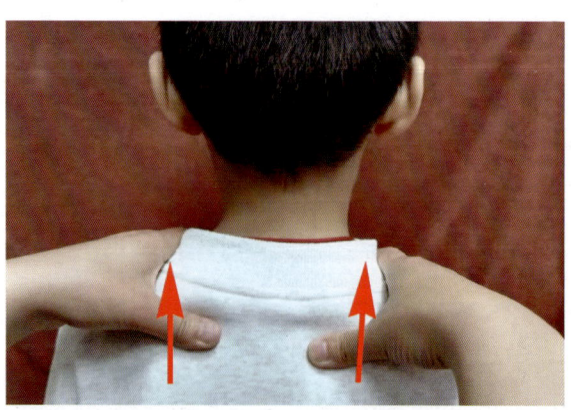

3. 开关展窍

操作：双手叉开，拇指成八字按于肋骨下方有硬结处，不可压肋骨。

要点：①拇指随呼吸时腹部的起伏而上下浮沉，力量要沉，但不可引起宝宝疼痛；②拇指要低于肋骨水平面；③可感觉到指下有气泡音或者过水音。

作用：开膈关，展心窍，治疗胃积食、心胃火旺、腹胀、纳差等胃肠方面疾病。

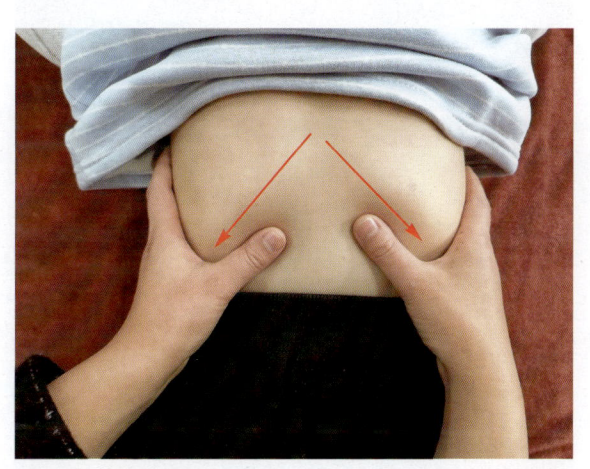

4. 温运中土

操作：中指对着肚脐，食指、无名指自然放松放于脐边，下按后逆时针旋转。

要点：①中指旋转时要吸定，不能产生摩擦；②肩、肘、腕关节放松；③患者头及四肢可跟随运动；④以患者感觉有热量往深处渗透并波及全腹为宜。

作用：治疗脾气虚、脾不健运引起的胃纳差、抵抗力低

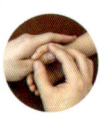

下、大便干硬或者稀烂、手足冰冷等症。

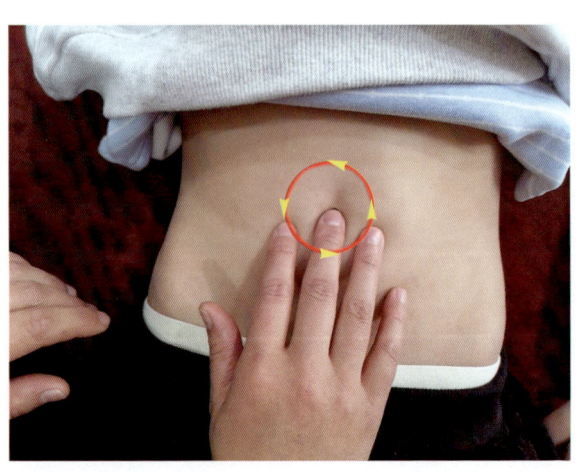

5. 温振元阳

操作：食指叠于中指上，点于关元穴上振动。

要点：①术者要气沉丹田；②振动时要保持高频率、低振幅；③以热量波及腹部、腰部及双脚为宜。

作用：治疗肾气未充引起的手足冰冷、夜尿等症。

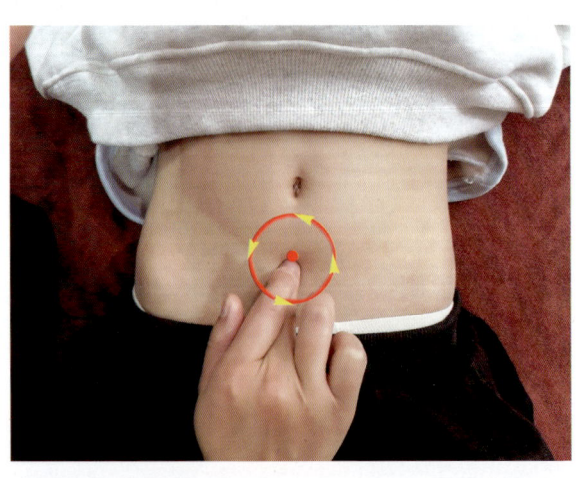

6. 降阳明

操作：用拇指由足三里沿胫骨外缘向下揉至第3脚趾。

要点：①力量要深到肌层；②以肌肉变松软、脚趾变暖为宜。

作用：治疗由阳明不降导致的腹胀、恶心、呕吐、纳差、大便硬结等症。

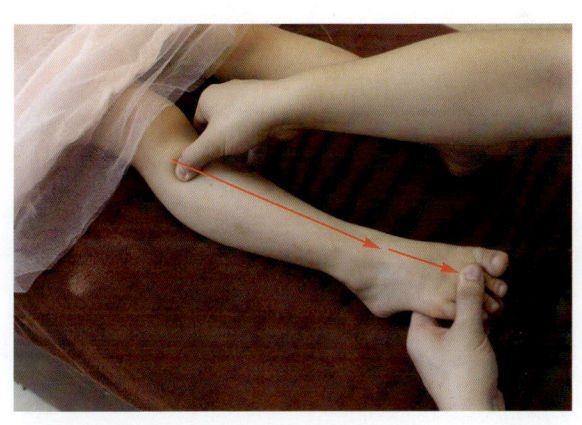

第五章
小儿推拿临床实践

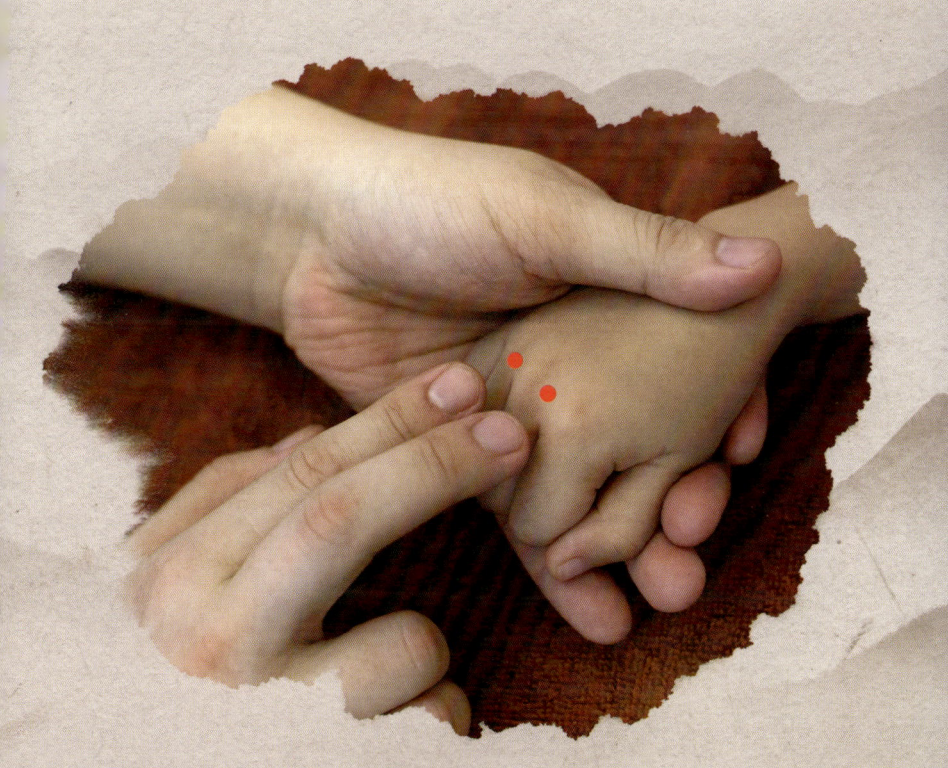

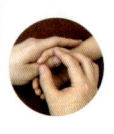

一、小儿推拿基础方

（一）家长易学、医师易用的基础方

小儿推拿中有没有能够一学就会，而且效果比较好的方法呢？

基础方的设计就是为了解决这个问题。基础方虽然原理比较复杂，但是操作简单，一学就会，就算没有任何推拿基础的人都可以在半天的时间内学会，然后就能给自己的宝宝做基础的保健推拿了。

作为专业的推拿医师，可根据辨证对基础方进行加减变化来治疗各种儿童问题。这个过程就像是打太极拳，太极拳的基本招式经过半天的学习也能够学会，但是你要想成为太极拳的高手，必须修炼内功，把太极拳的精髓悟透。

（二）健脾气——基础方的核心

基础方是根据我们前面讲的"温阳气、健脾气"中的"健脾气"来设计的。

在对脾土的认知中，传统文化有"土生万物"之说。"万物由土起，万物终归土"，就是说我们的身体和其他生物所含的物质、元素都是从土地中来的，生命结束后这些物质、元素又会回到土地中去，即生命从土开始、至土结束。

这和李可老先生说的"无土不成世界"是同样的道理。

如前所述，健脾在运不在补。脾在中医上主管消化与吸收，相当于一个营养运输员，要想把它运转起来，手法上就要非常重视运法的运用。

"健脾气"要健的是脾的气。气是无形的，它具有流动性，但有形和无形之间是可以转换的，就像大海上的台风，慢慢旋转可以形成一股非常强大的力量。

基础方具有固定的穴位和操作顺序，初学者只需要按照这个顺序来操作就好。对于一些有中医基础的人，可以在推拿中尝试寻找气感。能找到气感，推拿效果会更好。

（三）基础方操作要点

1. 基础手法

基础方所包含的手法主要有开关展窍、温运中土、摩腹八卦、点按劳宫、运八卦、揉板门、补脾经、推四横纹、捣小天心、捏脊。

2. 操作注意事项

在基础方的操作过程中，要遵循推拿的力量规律，在不同穴位上的用力要分别达到皮、肉、骨3个不同层面。每一个穴位需要达到的目的是不一样的，每一个穴位的操作都达到对应的标准，整体的效果才比较好。手法上不追求速度，也不追求时间，重点是要找到对应的气感。

3. 方解

（1）开关展窍：可开膈关、展心窍、通胃腑、畅中

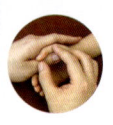

焦。操作时要找到肋骨下方的硬结，操作中可感受到硬结慢慢变软。

（2）温运中土：可斡旋中焦，使脐暖寒散。操作中患者可感觉肚脐下发暖，暖流慢慢流动开。

（3）摩腹八卦：可使浊气下排。操作时要求力在皮层，手下有自然滑动、没有障碍的感觉。

（4）点按劳宫：此处的劳宫指内劳宫。要求气起布指，操作轻快，力在皮层，气到手指，使手指变暖。

（5）运八卦：可使气旋转起来。操作时力在皮层，手下有自然滑动、没有障碍的感觉。

（6）揉板门：可散胃结。操作时力在肉层，找到大鱼际上面的小筋结，揉松。

（7）补脾经：可生脾气。操作时力在皮层，可见到拇指红白相间变化。

（8）推四横纹：可使膈开气散。操作时力在皮层，手下有自然滑动、没有障碍的感觉。

（9）捣小天心：可使下焦气起寒散。操作时力到骨层，指下有松软感。

（10）捏脊：可使清气上升。操作后背部皮肤会微微潮红，筋膜松紧一致。

二、艾灸

《孟子·离娄上》载:"今之欲王者,犹七年之病,求三年之艾也。"很多人认为艾灸只是一种可以发热的疗法,可以用其他一些热源代替,所以出现了很多电艾灸的仪器。然而艾草能在这么多植物中脱颖而出,流传千年、应用广泛是有原因的,而它的密码就藏在"艾灸"这两个字里面。

(一)"灸"字的含义

东汉时许慎的《说文解字》载:"灸,灼也。从火久声。"有火才叫灸,才能给人以温热刺激。与"灸"字相似的字还有"炙",火上面有一个月,也叫肉月,代表着肉,炙是烤肉的意思,相对于炙来说,灸的温度要低一些。灸中含"久",所以治疗的时间要久一些,以半个时辰到一个时辰为佳,即1~2个小时。

(二)"艾"字的含义

"艾"字有草字头,下面是一个"乂",这个"乂"在古代指的是爻。传说伏羲创立了八卦,八卦是由阴爻和阳爻组成的,在坎卦(☵)中是两阴抱一阳的。艾灸能调动坎卦中的阳爻。用现代的思维可以理解为艾燃烧时产生的热辐射能够跟身体的水分产生共振,让水分子在身体中的活性更强。

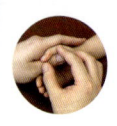

这是其他植物燃烧或者以其他方式产生热辐射没办法代替的。也是因为身体中水的活性增加了，流动了起来，产生的压力减小了，所以疼痛可以得到有效的缓解。

在整个"温阳气、健脾气"体系中，温阳气主要是通过艾灸来达成的。在小儿推拿前，如果小朋友的手是凉的，先不要急着推拿，可先给宝宝做艾灸，直到其手心劳宫穴处暖和后再推拿。艾灸要温和，切不可温度太高，只需要微微有一些热感就好，以艾灸1～2个小时后，局部皮肤微微发红为佳。如果温度过高，可以垫一层透气的纱布。

（三）艾灸怎么选穴

艾灸的选穴非常重要。全身有300多个穴位，云儿推体系精选了6个穴位，前面3个在任脉上，后面3个在督脉上，对应阴阳两面。背后分上、中、下三焦取穴。位于上焦的是大椎穴，对应治疗上焦疾病，包括感冒、咳嗽、流鼻涕等；位于中焦的是脊中穴，对应治疗脾胃虚寒和上下两焦气脉不通等疾病；位于下焦的是命门穴，对应治疗肾阳不足、阳气不能上升等疾病。前面胸腹部也分上、中、下三焦取穴。位于上焦的是膻中穴，对应治疗上焦的咳嗽、痰多、气郁等疾病；位于中焦的是中脘穴，对应治疗胃热、积食等疾病；位于下焦的是关元穴，对应治疗元气不足、全身怕冷、抵抗力低下等疾病。可简单归纳为"上焦的疾病上面治，下焦的疾病下面治，上下不通中间治"。

艾灸的选穴以单穴为佳，灸时微微有点温热即可。身体在感觉最舒适的时候会把毛孔打开，接受外来的能量。如果温度太高，身体会关闭毛孔，以减少伤害。对于宝宝来说，艾灸还需要注意防止烫伤，可选用封闭式艾灸盒。

（四）一些可以增强艾灸效果的特殊药物

艾叶性温，走十二经络而不停，所以它可以治疗十二经的疾病。为了增强艾灸效果，可以添加一些与所治疗经络对应的药物。对于儿童来说，脾胃为重中之重，需要健脾、醒脾，添加一些芳香化湿的药物，如白术、丁香、山柰等，醒脾的作用就增强了，我们称之为儿童脾胃灸，治疗宝宝纳差、湿气重效果特别明显。而在助长灸中，可添加肉桂、牛膝、桂枝等中药，以激发元阳，让元气从肝木中徐徐而升。

艾灸对应六字真言"温阳气、健脾气"中的温阳气，跟基础方的健脾气是相辅相成的。

三、疳积的识别与治疗

积食是儿童常见的问题，也是很多疾病的根源。

很多妈妈都喜欢问"我的宝宝是不是有积食啊？积食是怎么来的？""我已经给小孩很多好东西吃了，他怎么还是面黄肌瘦的？是不是有疳积啊？""疳积是什么？怎么解决呢？""我的宝宝老爱啃指甲是怎么回事？"等问题。其实很多人都说自己的宝宝脾胃不好，但是并不知道宝宝到底是

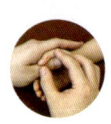

脾不好还是胃不好，又为什么会出现脾胃不好的情况。

老一辈的人都知道"疳积"这个词，也有部分家长带着自己的宝宝去挑治疳积，就是在四缝穴上挑出一些透明偏黏的液体。

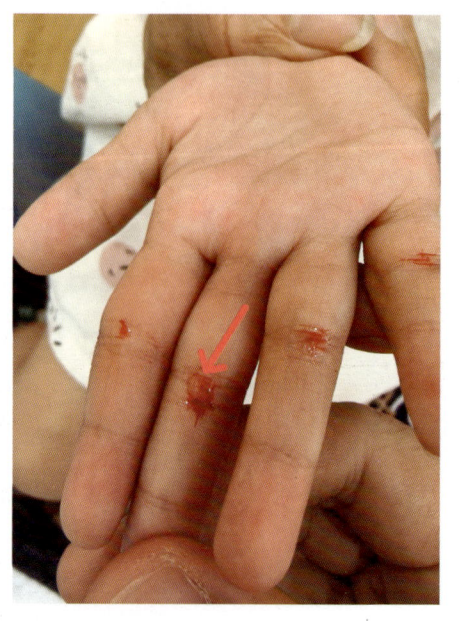

疳积对应着我们的脾胃，其根源是喂养不当。疳积实际上是两个问题，"疳"和"积"不一样。疳主要责之于脾，会引起脾的吸收功能失调；积主要责之于胃，会导致胃的消化功能问题。

（一）疳积形成的原因

不良的喂养习惯会导致宝宝体内形成疳积。疳积的病因同饮食有关，治疗方法有很多，包括药物治疗和小儿推拿等，主要目的是促进胃肠蠕动，增强脾胃的运化吸收能力。治疗后如果父母不调整喂养方式，疳积问题会反复出现。比如现在流行的说法"有一种饿叫奶奶觉得你饿"，作为长辈总希望小孩子能多吃一点，而喂食过量是导致宝宝消化和吸收出问题的重要原因。

（二）甜食摄取过多是疳的病因

"疳"从病音甘。"疳"字是病字旁的，说明它是一种病。甘是甜的意思，在五味中是入脾的，中医讲多食甘会碍脾，引起脾的疾病。可见"疳"的本义是吃了过多甜食而产生的疾病，而现代甜食的种类很多，如糖果、巧克力、儿童营养液、益生菌等。这些产品并不都是对孩子有用的。比如某个牌子的饮料，广告说给小孩子每天喝1瓶会脾胃好、吸收好。那么，假设您的宝宝现在体重是10千克，大人的体重是60千克，按儿科临床上以体重来计算药物剂量的方法，小孩子每天喝1瓶，大人每天要喝6瓶。有哪个大人每天喝6瓶饮料胃口会变好呢？

身体是很聪明的，所以我们不要迷信广告，也不要迷信所谓的专家，只需要认真思考一下，就能够判断广告中的营养液或者其他产品是不是真的对宝宝有好处了。

疳证是宝宝吃太多甜食引起的，所以不管是西医还是中医，都不建议为了让宝宝多喝水而在水里添加葡萄糖。从中医的角度来说，糖分摄入过多会引起脾的吸收功能失常。

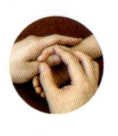

（三）身体干瘦、发若枯草、脾气暴躁——疳积对宝宝的影响

"疳"与"干"同音，而疳积会使身体变干瘦，所以，一说到疳积的宝宝，干干瘦瘦小小的形象立马就会浮现在眼前。疳积还有其他一些症状，比如有些疳积宝宝头发枯黄、稀疏，长得就像枯草一样。疳积宝宝还可表现为胃口不好，不想吃饭；还有一个很重要的常见症状就是脾气暴躁、喜欢打人，而且喜欢咬手指。这是因为疳积宝宝的脾土太湿了，导致肝气的自我激发，身体是在用肝木克脾土的方式来平衡五行，所以咬手指也是宝宝自我调适的一种方式。

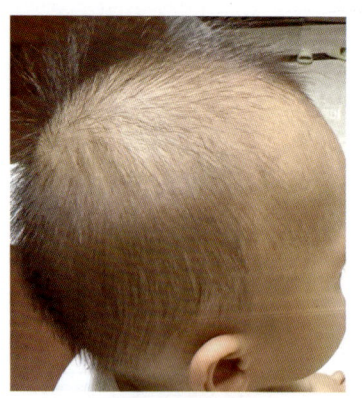

在中医上，肝其华在爪，指甲是入肝经的，经常咬手指的宝宝，宝妈要特别注意他是否有疳积。疳积宝宝抵抗力也比较弱，经常感冒，容易出现各种感冒的症状，正应了那句俗话——脾胃虚则百病起！而脾胃虚弱往往是过多摄入甜食导致的。

（四）夜晚加餐是"积"的病因

关于"积"，它的本义就是一些东西集中在一个地方。

我们的胃肠是空腔器官，我们吃进去的食物会在胃肠中停留一段时间。如果停留的时间太长，或者胃肠蠕动比较慢，这些食物就会在胃肠之中形成"积"。

引起小孩食积最常见的一个原因是晚上喝了牛奶。为什么？我们来思考一下，晚上我们的心率会不会下降？我们的体温会不会下降？我们胃肠的蠕动会不会减慢？如果晚上睡觉前吃的东西和白天一样多，这些东西在胃肠中停留的时间会不会变长？停留时间长是不是就会形成"积"？

根据儿保科医生的经验，6个月以后的小孩都不应该喝夜奶，特别是不应该半夜起来喝牛奶。

如果小孩半夜起来一定要喝牛奶，就可以用前面讲的办法，给他喝点水或者很稀淡的奶。冲泡方法是1勺奶粉加水冲到120～180毫升，只要孩子能够安静地入睡就好，不一定要全部喝完。

还有一个方法是睡前提前1小时喝奶，因为食物进入胃后一般1小时就能消化掉，进而流入肠道进行营养吸收。很多妈妈说，我的小孩白天不喝牛奶，晚上睡觉前迷迷糊糊的时候就喝，所以睡前就多喂了一些，但这是一种错误的喝牛奶方法。我们建议：第一，睡前尽量提前1小时喂奶；第二，减少奶粉的量，以减少宝宝胃肠的负担。

家长不用担心饿到宝宝，因为宝宝晚上吃少了，第二天早

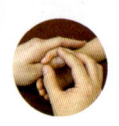

上就会多吃。很多宝宝早上起来没胃口，就是因为前一天晚上喝进去的牛奶还没有完全消化。白天宝宝有一定的运动量，所以胃肠的蠕动相对来说是比较快的，消化吸收也会快一些。

一般来说，只要觉得宝宝不饿，或者宝宝自己不要，就不要硬喂。这样食物在胃肠停留的时间就不会太长，一般就不会有积，就算有也不会太严重。最常见的"积"还是由于夜间的喂食，所以建议家长们改变喂养习惯，特别是要减少晚上的奶量。

（五）"疳"病位在脾，"积"病位在胃

有积的宝宝和有疳的宝宝症状有些不一样，有疳的会偏瘦，但是有积的不一定会瘦，有些反而是偏胖的。

有积的宝宝会出现腹大青筋的状况，肚子上的青筋特别明显。有些宝宝的青筋可能没那么明显，但是给他做开关展窍的手法时，他的肋骨下筋膜会特别紧张而且会发热，一些宝宝会因为感觉不舒服而不让按这个部位。

如果宝宝的胃肠有积，积的东西很容易发酵，发酵就会产生热。就像我们进储藏稻谷的房间或者酿酒的房间，打开门的时候会有一股热气迎面而来，这就是食物发酵产生的热，同理，食物在胃肠中停留过久也会发酵生热。

这种热往上走就会形成口气，所以有口气的宝宝一般就是有积食；这种热往下走就会灼伤肠道津液，导致便秘，所以有些积食宝宝会出现大便干结的状况。这种热还会导致咽部和腺样体发炎而出现咽炎和鼻炎，还容易导致高热惊厥。

"疳"病位在脾，治法在化，这里的"化"是转化、变化的意思，就是把一种物质转化成另一种物质；"积"病位在胃肠，治法在消。

（六）疳积的治疗方法

如果想促进胃肠的蠕动帮助消积，可以用推拿的方法：基础方加泻胃经、泻大肠、退六腑、推下七节骨。这种通过促进肠道的蠕动以通便的方法就是消法，可以帮助宝宝把胃肠中的积食排泄出去。

疳的治疗一般采用挑刺法：在四缝穴上挑刺，可以流出一些液体，透明，呈白色或偏黄色，或带一点血，挑完之后宝宝的胃口很快就能够恢复。但这只是治标的方法，治本还是要少吃甜食，因为疳主要是由饮食引起的。

治疗疳的小儿推拿手法：基础方加清补脾、掐四缝、清补小肠、运水入土、推三退六。

我们说健脾在运不在补，所以让脾运转起来才是重中之重，温运中土也是一个消积、化疳的手法。

脾胃虚则百病起，所以在儿科之中调理脾胃是重中之重。儿科用药之中，常用的中成药或西药如四磨汤、妈咪爱、消积口服液、沙棘口服液等都是与脾胃有关的药物，而中药中的谷芽、麦芽、莱菔子、山楂、神曲、焦三仙等都是消食的药物。云儿推体系所有的立法都与脾土有关系，小儿推拿基础方里面有一个重要的原理：万物从土起，万物终归土。希望大家重视养护宝宝的脾胃。

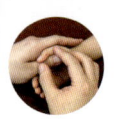

四、发热的处理方法

中医学认为,正气胜则热,邪气胜则寒。发热是人体提高体温来抵抗外来邪气(病毒或者细菌)的表现,而且是正邪双方打架正气打赢后才能发热,如果打输了就会出现恶寒症状。中医的思路是帮助身体把邪气排出,让正气恢复正常的循环。

(一)宝宝发热时需要观察的5个指标

我们怎样才能知道发热的宝宝是安全的呢?

第一看精神。孩子有精神是正气旺盛的重要依据。如果孩子发热后精神不佳,就需要送医院治疗;如果孩子能玩能吃精神较好,就说明孩子是安全的,可以先在家观察。

第二看呼吸。孩子睡着的时候不能观察精神状态,可以看呼吸。如果孩子的呼吸是均匀的,说明阳气是安稳的;如果孩子出现呼吸急促或者睡眠不安的状况,说明阳气躁动,需要提高警惕。

第三看手足温度。手足是阴阳经交接的地方,西医上属于毛细血管的交汇处。如果手足是暖的,说明阴阳交接是通的,是顺畅的;如果孩子高热而手足冰冷,则特别容易引起惊厥抽搐。

第四看汗和大小便情况。这是看邪气外出的通道是否通畅。如果这些通道是通畅的，而且孩子精神是好的，那体温就一定能降下来。如果孩子发热不出汗，可以用中药外洗或者内服来促进发汗。如果孩子大便干硬或者无大便，就要让孩子多喝水、吃一些通便的食物或者药物（如乳果糖），严重者可以用开塞露直接通大便。

第五看疹子。很多发热的孩子会出疹子。如果疹子是在孩子热退以后出的，那就是邪气外出的表现，用一些清热的中药外洗就可以了。如果疹子是在发热之时出的，那就说明是邪入血分，要特别注意高热惊厥的发生。

发热的基础治疗是喝足够的水，这和打点滴补液是同样的道理。还可以多喝米汤，米汤除了可以补充身体的水分以外，还能补充胃气，让汗出有源。

中医是讲究与万物和谐相处的医学，对微生物也讲究和谐共处，不到迫不得已不会动用杀灭的方法，这对我们身体也是有帮助的。现代科学对DNA的研究发现，人体的DNA中有3%是病毒入侵失败后嵌入的，这也是人类先祖和微生物抗争数万年的结果。

（二）发热——身体抵抗外来入侵的表现

发热是邪正交争的表现。病有发于阴者，有发于阳者，小儿发热病发于阳者较为常见，阳分为太阳、少阳、阳明。

少阳阳气较弱，所以发热时温度不会太高，一般不会超过38.5℃，但会伴口干、口苦、头晕、眼花等少阳症状，可用小柴胡汤来解。

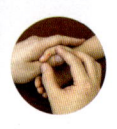

病发于太阳和阳明都可以引起高热。太阳是诸经之藩篱，太阳发热基本都是外感引起的，症状包括高热、无汗、流鼻涕、颈部强硬等，可以让邪气通过腠理毛孔外出，使身体微微出汗而解。

阳明是多气多血之经，所以阳明发热经常是高热。人体的阳明经有两条，一条为足阳明胃经，一条为手阳明大肠经，它们都与饮食和大便有关。要辨别邪在经还是在腑，主要的方法就是问有没有大便、大便是硬的还是正常的。大便干硬或者数天无大便，说明邪气在腑，属于承气汤证，要通过排大便来解。如果大便正常，说明邪气在经，属于白虎汤证，要通过清内热来解。

病有发于阴者，阴分为太阴、少阴、厥阴。

太阴为至阴之地，有足太阴脾经和手太阴肺经两条经，阴液较足，发病的症状为白天正常，晚上高热反复发作，舌淡苔白，患者或有冰冻饮食史。可以通过艾灸中脘、大包等穴来解太阴之邪。

少阴和厥阴发热经常会出现的症状除了反复高热外，还有惊厥和皮下出血，比如川崎病就是典型的邪热入少阴的疾病。这类疾病不是小儿推拿能解决的。

值得注意的是，孩子发热不见得是坏事，这是孩子的身体认识这个世界的过程，也是每个孩子必须经历的，很多孩子长牙、长高时都会有发热的现象，可以对照前面所述的5个指标，在保证孩子安全的前提下，通过一些方法帮助孩子早日恢复健康。

（三）小儿推拿退热方

小儿推拿退热方包括以下手法：开四关，开关展窍，温运中土，摩腹八卦，降阳明，开太阴，搓背捏脊，开肺气，清天河水。

方解：开四关可沟通阴阳，防止高热抽搐；开关展窍从阳明胃腑入手，可开膈关，展心窍，散心热，降胃腑；温运中土承接胃腑下降之热，可温太阴之寒，斡旋中焦，和脾胃；摩腹八卦可顺阳明大肠之气，引邪从大肠排出；降阳明可降阳明之气；开太阴可开太阴之气，导邪外出；搓背捏脊可引邪入太阳；开肺气可使病由汗解，恢复肺宣降之功能；清天河水可清剩余之热。

这个方子是建立在六经辨证的基础上的，目的是解除阳明经和太阳经两条经上的邪气，可以配合泡浴或者外用药，让邪气能够更好更快地排出，让正气能够更加安稳。

五、咳嗽——肺失宣降

咳嗽是儿科最常见的病症，也是家长最头疼的情况之一，通常在幼儿园里如果有一个小朋友出现了咳嗽，就会很快传染给班上其他小朋友。在咳嗽的治疗方面，有很多偏方验方，比如服食蒸橙子、雪梨蒸川贝、冬虫夏草等，这些方法时而有效时而无效，无效多是因为药不对证。

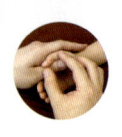

咳嗽在现代医学上常见于上呼吸道感染，包括支原体感染、细菌感染、病毒感染等，根据咳嗽时间的长短可分为急性咳嗽和慢性咳嗽。

中医根据有痰无痰将咳嗽分为痰咳和干咳，根据脏腑辨证可将咳嗽分为肺咳、心咳、肝咳、脾胃咳、肾咳等。肺咳时可伴有肺痛，肝咳时可伴双胁肋部疼痛，脾胃咳多在进食了某些食物后加重或者伴有呕吐。根据病因还可以将咳嗽分为热咳和寒咳。分类的依据不同，辨证推导出来的治疗方法也会有所区别。

不管是哪种咳嗽都可以归纳为一句话：肺气上逆则咳。咳嗽的病机是肺的宣降功能失调，失调的原因是体内有邪气，所以整个治疗思路就是祛除肺中邪气，恢复肺的宣降功能。

肺的邪气来源往往跟天气有关，通过分析四季的变化带动的六气的变化，可推导出四季咳相应的治疗方法和对应的穴位。

开肺气有恢复肺的宣降功能的作用，在治疗咳嗽的基础方中可以添加开肺气手法。

（一）春咳的治疗

春天多东风，可带着小雨，早春夹寒，春夏交接时可夹热，所以春天的咳嗽经常伴有咽痒，有痰或者无痰。治疗上以疏散风邪为主，穴位选用一窝风、二扇门、肺经等。下雨时会夹湿，所以还要祛湿，早春的寒湿可以用艾灸来治疗，艾灸位置可选上焦阳面的大椎穴。有热者可以加用清天河水、开璇玑。

常用治疗方：基础方加揉一窝风、揉二扇门、清肺经、清大河水、开肺气。

（二）夏咳的治疗

夏天的咳嗽原因比较复杂。除了天气原因以外，还有一个很重要的原因是空调和冰箱的使用，这导致夏天肺、脾、胃受寒的人比较多。

夏天多暑湿夹热，易生痰。痰是病理产物，需得排出体外，人体自发咳出的痰是有限的，但是在传统医学的概念中"肺与大肠相表里""五脏满而不实""六腑以通为用"，肺是脏，对应的腑是大肠，脏中有邪可以通过引邪入腑来排出。

夏咳可以用艾灸治疗。艾灸时可以选择中焦的脊中穴或者中脘穴。推拿治疗时可以选用基础方加清小肠、清肺经、清天河水。有痰者可加按揉膻中、开璇玑、泻大肠。

小儿咳嗽中，空调或者冷饮所致者特别常见，空调引起的咳嗽会伴有大椎发凉，冷饮引起的咳嗽会伴有胃区发凉，咳声重浊。

治疗空调引起的咳嗽用穴以阳穴为主，主要艾灸大椎，推拿治疗采用基础方加用二扇门、外劳宫等穴位及开肺气手法，另可用艾叶姜皮水泡澡辅助治疗；治疗冷饮引起的咳嗽用穴以阴穴为主，主要艾灸中脘，推拿治疗采用基础方加分阴阳、清补肺，另可食用胡椒生姜猪肚汤辅助治疗。

常用治疗方：基础方加清肺经、清天河水、清大肠、开

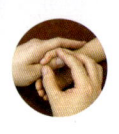

璇玑、压膻中、开肺气。

（三）秋咳的治疗

秋天的风以西风为主，西方是金石之地，空气相对干燥，所以秋天以燥气为主，咳嗽症状以干咳、少痰、痰难咯出为主，以润燥止咳为治疗大法。

润燥的前提是体内要有足够的水，再通过穴位和手法引起水的流动，所以运法就尤为重要，手法以基础方的运水入土、清补肺经、清天河水为主。

秋咳亦可艾灸，但是需要注意两点：一是艾灸的温度和时间，以微微有温热感为宜，切不可火力太大、时间过长；二是取穴，以关元为主，因其可调动肾水而润肺。还可以配合川贝炖雪梨或者秋梨膏。如前所述，有的咳嗽食用川贝炖雪梨无效，那可能是因为其咳嗽非燥气所致，所以还是要辨证对待。

常用治疗方：基础方加运水入土、清补肺经、补肾经、温振元阳、开肺气。

（四）冬咳的治疗

冬天天气较冷，风多为北风。但是需要说明的是，南方（特别是岭南地区）冬天冷的时间不长，经常出现立冬甚至冬至前都还不冷的情况，反而在立春到春分之间温度较低。

初冬的时候经常会有秋天余留的内热，所以在养生上有这么一句话：春捂秋冻。就是秋天的时候不要急着加衣服，最好让热散一下，让阳气顺应节气而潜藏；春天的时候不要急着减衣服，要保暖，让阳气顺应节气而升发。这是符合中医春生和冬藏的原理的。

初冬时节，常有内热，咳嗽可有痰，咳声清脆，伴有咽痛或者口腔灼热等上火症状。治疗原则为清肺胃之热兼宣肺气，推拿治疗可采用基础方加清天河水、清肺经、分阴阳、泻大肠、降阳明。

深冬时节，外寒明显，内热也可能尚存，从而出现寒包火的内热外寒格局。此时的咳嗽常伴有哮喘、皮肤红疹、过敏等症状，治疗原则以祛外寒、降内火为主。

咳嗽兼有哮喘者，咳嗽与哮喘需要分别治疗，单纯治疗咳嗽可以采用基础方加揉二扇门、清肺经、清天河水、降阳明。咳嗽兼有皮肤红疹是由于热邪伏于皮下，可以在背部对应的腧穴处刮痧，另加疏风清热的中药如金银花泡水外洗，使热邪透出。

常用治疗方：背部刮痧，或基础方加揉二扇门、清肝平肺、清天河水、降阳明、开肺气。

六、哮喘

（一）哮喘的病机

中医上哮喘一般是哮和喘的合称：哮，主要指呼吸气急

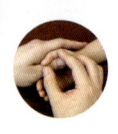

而喉间有痰鸣声；喘，主要指呼吸迫促。哮与喘在发作严重时均可见张口抬肩、不能平卧等症。哮常并见喘，而喘则未必见哮。

痰在中医上是一种病理产物，它是人体分泌的津液包裹了那些邪气准备打包排出体外的中间状态。西医研究也认为痰中含有大量巨噬细胞吞噬了病毒或者细菌死亡后的产物。

哮喘的病机一般被归纳为本虚标实。喘没有痰是因为身体比较虚弱，没法分泌津液来包裹邪气，正气已虚，邪气又不弱，所以比哮重。

（二）哮喘发生的原因

在美国有很多花粉症患者，就是对花粉过敏，花粉、粉尘可以引发这些患者的咳嗽、哮喘。美国人的过敏现象非常常见。有趣的是，一些中国人在国内没有过敏现象，到了美国生活一段时间以后也会容易过敏。

其实这跟饮食差异有关。比如我们进到一家中餐馆，服务员提供的饮品基本是热水或者热茶。而在西餐馆，服务员提供的一般是冰冻的柠檬水。美国人的食物以高热量食物为主，蛋白质摄入也过多。冰冻饮料可导致体质偏寒，高热量食物可导致体内积热，寒热夹攻于肺，则容易出现过敏现象，进而引发哮喘等。中国人到了美国生活一段时间后，饮食结构的改变亦会导致体质变化，从而和美国人一样容易出现上述现象。

笔者曾接诊过一个12岁男孩，他因哮喘于各大医院求医多年，病情一直反复，用药时可以缓解，一停药就出现喘咳。在问诊后，笔者给男孩做了热成像检查，发现男孩腹部是蓝色的一大片，追问病史发现男孩喜欢吃冰激凌。笔者的治疗方案是继续服用原有治疗方案中的西药，辅以艾灸，同时要求忌食冰冻食物。经过治疗，男孩的病情很快就稳定了下来。

哮喘和一些过敏性疾病跟我们的饮食结构变化导致的体质改变息息相关。追寻病史，改变饮食结构和生活习惯，才可能真正治愈哮喘。

（三）哮喘急性期和缓解期的治疗方法

哮喘有急性期和缓解期之分，急性期病情严重时可以引起心脏的损害。在急救方面，中医相对西医是薄弱的，所以在邪实为主的急性期，治疗一般以西医为主、中医为辅。缓解期以正虚为主，在扶正方面中医的针对性比西医更强，所以这个时候的治疗以中医为主、西医为辅。

哮喘的治疗原则是急则治其标，缓则治其本，而本在脾肾。在急性期除了用西医的雾化等方法治疗以外，还可用上中医的方法。中医的整体思路是以排邪为主，所以可配合拔罐、刮痧等开表的方法，辅助艾灸阳面穴位，打开皮毛通道，帮助邪气外出。小儿推拿可选用基础方加揉外劳宫、揉一窝风、分推肩胛骨、开肺气。

在缓解期，中医可以将哮喘分肺虚、脾虚、肾虚三大类来治疗，分别对应上焦、中焦、下焦的治疗。

1. 肺气亏虚

主证：气短声低，咳痰清稀色白，面色淡白，乏力，自

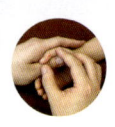

汗，易患感冒。舌质淡，苔薄白，脉细无力。

治疗：艾灸膻中，小儿推拿采用基础方加清补肺经、补大肠、推三关、降阳明、开肺气。辅以黄芪或者五指毛桃煮汤来补肺气。

2. 脾气亏虚

主证：食少便溏，面色少华，倦怠乏力。舌质淡，苔少，脉缓无力。

治疗：艾灸中脘，小儿推拿采用基础方加运土入水、合阴阳、推三关、揉二马、开璇玑、开肺气，重点是温运中土。辅以四君子汤（党参、白术、茯苓、炙甘草）。

3. 肾气亏虚

主证：动则气促，面色淡白，形寒畏冷，四肢欠温，小便清长，舌淡苔白，脉细无力。

治疗：艾灸关元，小儿推拿采用基础方加补肾经、揉二马、补大肠、推三退六、温振元阳、开肺气。辅以生熟地龙骨汤食疗。

七、腹泻

（一）腹泻的原因——病从口入

腹泻是儿科比较棘手的问题，病因主要是病从口入，通常和季节、饮食有关，比如秋季腹泻多是轮状病毒感染引起的。

腹泻可伴随的症状是呕吐、腹胀、腹痛、发热等，最主要的难点是电解质的流失，中医称为津液丢失。这种情况要补充电解质，常用口服补液盐配合治疗。当出现喝水即吐和高热的时候，需要考虑静脉补液，防止脱水而引发其他问题。

腹泻是饮食不洁或者进食过多、脾胃不受而引起的身体外排的现象，所以早期的腹泻不建议马上止泻。通过适当的排泄可达到排毒的效果，这是中医治法中的"通因通用"之法。

同时在饮食上要调整，减少一些难消化和高蛋白的食物摄入，以喝白粥为主，经治疗一般3天左右身体能恢复正常，身体恢复后再逐步调整和增加饮食。特别是一些以牛奶为主食的婴幼儿，可考虑先换成防腹泻的无乳糖奶粉，治疗后再分4个阶段从勾兑奶粉逐渐换为正常奶粉。

第一阶段3天，单纯用无乳糖奶粉；第二阶段3天，用1/4的正常奶粉和3/4的无乳糖奶粉勾兑，可以同时配合外治疗法；第三阶段3天，用1/2的正常奶粉和1/2的无乳糖奶粉勾兑；第四阶段，全部换为正常奶粉。在此基础上进行小儿推拿效果才会比较明显。

（二）腹泻的分类——实热泻和虚寒泻

中医对腹泻的分类可以简单分为实热泻和虚寒泻。

1. 实热泻

常见症状：发热，口气重，面色红赤，腹热，舌苔厚，

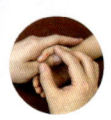

烦躁，大便酸臭味重。

治疗原则：通因通用，以通为顺。

治疗方法：小儿推拿采用基础方加清大肠、清胃经、清小肠、清天河水、推三退六、推下七节骨、揉龟尾。无发热者可以艾灸中脘。

2. 虚寒泻

常见症状：水样便多见，气味偏淡，少神乏力，面色偏白或者萎黄，消瘦。

治疗原则：通因塞用，以温补脾阳为主。

治疗方法：以艾灸为主，严重者可以重灸肚脐，这里的重灸指的是时间长而不是温度高。小儿推拿采用基础方加补大肠、逆运八卦、运土入水、推三关、揉二马。

腹泻是宝宝脾胃损伤的典型症状，有轻重之分，要根据具体情况选用不同的治疗方法。当伴随呕吐、水谷不进的时候，静脉补液就成了必要的选择，不必执着于中医治疗。同时需要注意的是，腹泻治好后有一个恢复的过程，切不可马上进补，宝宝的脾胃娇嫩，需要小心呵护。

八、腹痛

（一）腹痛的病机

腹痛的宝宝并不少见，一些月龄小的宝宝经常夜哭也有可能是因为肠绞痛。腹痛首先要排除误食异物,可以通过X线片和B超检查来诊断。

腹痛的宝宝如果行B超检查,通常会显示有肠系膜淋巴结肿大,这是导致宝宝腹痛的最常见原因。

中医论腹痛的病机:不通则痛,即腹部经络不通而导致疼痛。这时可以通过切诊了解腹部病情。如果宝宝腹部的温度较低,说明有寒;如果在大肠区域摸到一些硬块,说明有宿便;如果在肚脐周围摸到颗粒状物,可能是腹部的淋巴结肿大。

(二)腹痛的治疗

1. 中医辨证

(1)腹部中寒(虚寒):突然腹痛,阵阵发作,得温则舒,遇寒加剧,痛甚则额出冷汗,面色青白,四肢发冷,舌苔薄白,脉弦紧。切诊腹冷、腹软(硬者可能为实寒)。

(2)乳食积滞(实热):腹部胀满疼痛,按之痛甚,频吐酸腐,口气秽臭,大便不通,时转矢气,或腹痛欲泻,泻后痛减,舌苔腻,脉滑。切诊腹硬,腹可冷可热,阳明胃经硬。

(3)虫积扰肠:绕脐腹痛,时作时止,痛时面色㿠白,屈腰翻滚,磨牙,喜好异食,面生白斑,苔薄白,脉弦。

2. 治疗原则

以通为主,以降为顺,结合消法、下法。

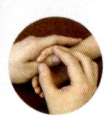

3. 治疗方法

治疗腹寒者重灸肚脐，小儿推拿采用基础方加清补大肠、开太阴，重点是温运中土。乳食积滞者艾灸中脘，小儿推拿采用基础方加泻大肠、掐四缝、降阳明，重点在开关展窍。中焦通后，上下气机就能通畅。虫积扰肠需以药物杀虫为主，因百虫得温则缓，遇寒则钻，故可辅助艾灸中脘，小儿推拿采用基础方加泻大小肠、揉百虫窝，重点是温运中土。

至于肠系膜淋巴结肿大，可能是人体对某种食物的过敏造成的，最常见的过敏原是蛋白质。蛋白质在分解的过程中需要人体内的蛋白酶来配合，而且需要消耗大量的能量。儿科医生处理肠系膜淋巴结肿大造成的腹痛时常用到的药物是益生菌，这是站在微生物辅助分解蛋白质的角度来治疗的；中医常用的方法是艾灸和服用具有温中散寒功效的中药，这是站在分解蛋白质需要能量的角度去治疗的，当然两者可以结合。

笔者曾遇到一小儿反复腹痛1年多，B超显示肠系膜淋巴结肿大。追问饮食史时，其父亲骄傲地说家里是开养鸡场的，孩子每天吃5个土鸡蛋。这就是典型的过犹不及，每天进食蛋白质过多可能正是孩子腹痛的原因。我让其家人暂时停止给孩子进食鸡蛋，待其腹痛基本治好后，嘱咐孩子每天最多吃1个鸡蛋。

第六章

云儿推体系的临床运用

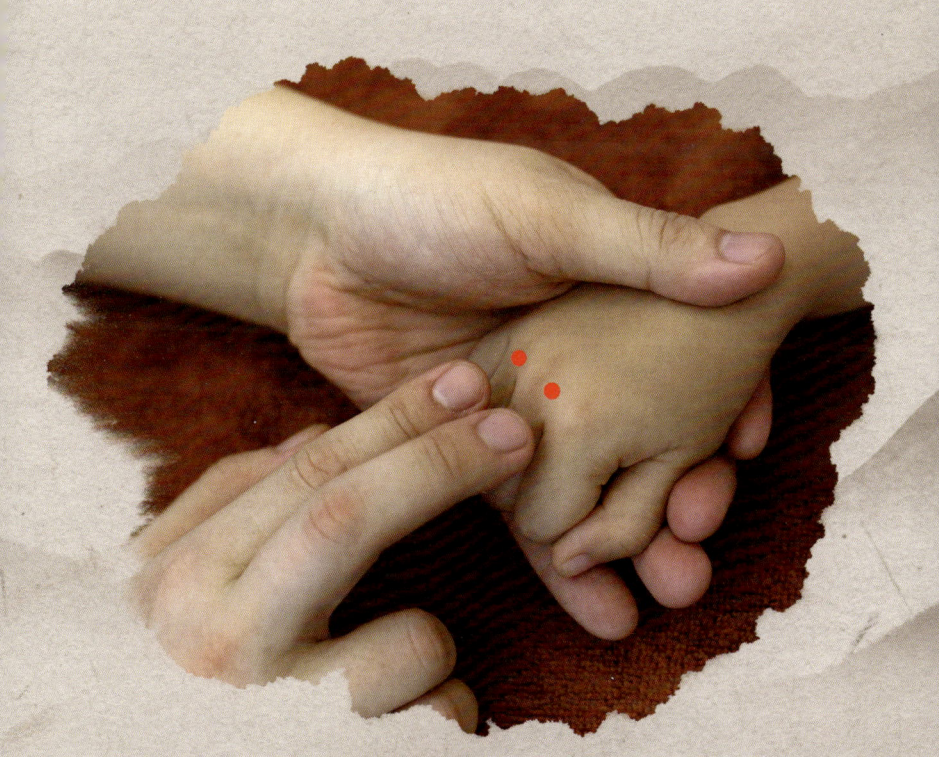

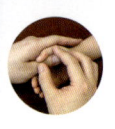

一、后天脾土篇

"万物由土起,万物终归土",邪气也不例外。邪气最终也会回归到脾土中去,所以调理好脾土,就可以让邪气转化。就像一块臭水沟里的泥巴,放在家里就是垃圾,放到自然界中就成了花草很好的肥料。从这个角度说,世界上本没有垃圾,只有放错了地方的资源。

(一)体质评估

儿童体质可分为7类,分别是生长旺盛质、脾虚质、肺虚质、食积质、心火质、肾虚质和特禀质。除生长旺盛质外,其他体质统称为偏颇体质。家长可以通过回答各种体质相应的问题进行评分,根据得分情况评估出孩子的体质。

1. 生长旺盛质

(1)您的孩子身高、体重达标吗?

(2)您的孩子毛发润泽、面色红润且有光泽吗?

(3)您的孩子舌象为淡红舌、薄白苔吗?

(4)您的孩子大便正常吗?

(5)您的孩子在天气变化时不容易生病吗?

(6)您的孩子生病后容易痊愈、不易复发吗?

这6个问题由家长按符合程度分别给予1~5分,总分超过21分,而且其他体质得分不超过10分,则可以判断其孩子的体质为生长旺盛质。

2. 脾虚质

（7）您的孩子形体偏瘦弱或者偏虚胖吗？

（8）您的孩子经常呕吐宿食吗？

（9）您的孩子容易厌食、食欲减退或饮食量小吗？

（10）您的孩子面色苍白或萎黄吗？

（11）您的孩子大便溏软或夹有不消化的奶瓣或食物吗？

这5个问题的分数加起来大于或者等于14分为脾虚质。

3. 肺虚质

（12）您的孩子容易感冒吗？

（13）您的孩子没有感冒也会鼻塞、流涕吗？

（14）您的孩子容易出现呼吸短促吗？

（15）您的孩子容易出汗吗？

（16）您的孩子经常出现精神疲倦、声音低弱无力吗？

这5个问题的分数加起来大于或者等于14分为肺虚质。

4. 食积质

（17）您的孩子易发脾气、时有哭闹吗？

（18）您的孩子有食而不化、腹部胀满的情况吗？

（19）您的孩子有口臭或嘴里有异味吗？

（20）您的孩子平素喜欢食油腻、生冷等难消化食物吗？

（21）您的孩子大便干燥难解或次数较少吗？

这5个问题的分数加起来大于或者等于14分为食积质。

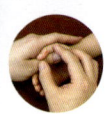

5. 心火质

（22）您的孩子容易出现口腔溃疡或口舌生疮吗？

（23）您的孩子经常面色潮红吗？

（24）您的孩子入睡困难、夜间易惊醒啼哭吗？

（25）您的孩子有烦躁易动、心神不宁的情况吗？

（26）您的孩子经常眼屎多甚至目赤肿痛吗？

这5个问题的分数加起来大于或者等于14分为心火质。

6. 肾虚质

（27）您的孩子有囟门迟闭的情况吗？

（28）您的孩子有鸡胸驼背的情况吗？

（29）您的孩子有遗尿的情况吗？

（30）您的孩子有头大、发疏的情况吗？

（31）您的孩子容易出现四肢不暖甚至冰冷的情况吗？

这5个问题的分数加起来大于或者等于14分为肾虚质。

7. 特禀质

（32）您的孩子容易起湿疹吗？

（33）您的孩子有五迟、五软的症状吗？

（34）您的孩子容易过敏吗？（如对药物、食物、气味、花粉过敏，或在季节交替、气候变化时过敏。）

（35）您的孩子有因为季节、温度变化或者异味刺激等而出现咳喘的状况吗？

（36）您的孩子有先天性的遗传疾病吗？

这5个问题的分数加起来大于或者等于14分为特禀质。

各体质判定标准总结如下表。

生长旺盛质	是	各题目得分相加之和≥21，同时其他6种体质得分均≤10
	基本是	各题目得分相加之和≥21，同时其他6种体质得分均≤13
	否	不满足上述条件
偏颇体质	是	各题目得分相加之和≥14
	倾向是	各题目得分相加之和为11～12
	否	各题目得分相加之和≤10

现实情况是很多宝宝可能存在多种体质倾向，比如脾虚质兼有肺虚质，同时存在食积质。这时候就要分析几种体质之间的关系，比如：脾和肺之间是属于土生金的母子关系，脾虚病久会导致母不生子而出现肺虚；脾虚质和食积质之间是脾和胃的脏腑关系，长时间的积食会导致脾胃不和；食积质和心火质之间是空间的上下关系，食积在胃中，会产生积热，积热会扰动心火而导致心火旺盛。通过这个问卷，我们可以有针对性地对孩子的体质进行调理。

（二）脾胃升降方

脾胃升降方是笔者创立的一个调理脾胃不和的食疗方，味道偏甜，符合宝宝的口味，可降低服药难度，提高依从性。该方主要用在两个方面：第一，对病后初愈的孩子进行体质调理；第二，治疗胃实脾虚、胃热脾寒造成的脾胃不和，主要对应的症状是大便前干后烂。

脾胃升降方的组成：党参5克，炙甘草5克，莱菔子15克，生麦芽15克，生姜1片。

方解：党参、炙甘草色黄味甘，性温入脾，为半个四君

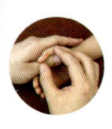

子汤（党参、白术、茯苓、炙甘草），有健脾补脾的功效，可治疗脾虚；生姜色黄性热，有温脾寒的功效。莱菔子为白萝卜子，与生麦芽都有消食的功效，入胃经。中医有"诸子皆降"（种子生根，有向下的特性）的说法，莱菔子性凉质沉降，可消食清胃热。生麦芽气轻，有上升的特性，同莱菔子形成一升一降的格局。生姜与莱菔子配合，一温一凉，可治胃热脾寒。根据河图"天五生土，地十成之"的理论，整个方子一共有五味药，而五为土之生数，有利于脾土的生成。

（三）增重方——肥儿膏

我们身体的营养吸收依靠的是大小肠的吸收能力，肠的吸收能力与肠内表面的菌群有关，所以益生菌是消化内科常用的药物之一。而肠表面的菌群数量和肠的褶皱及表面积有关。吃过猪小肠的人都知道，猪小肠分为粉肠和苦肠，这跟肠道菌群有关，而比较肥的猪的小肠会比较厚实，口感比较脆，这是跟肠道的褶皱有关。同样的道理，我们可以通过增加肠道的褶皱的方法来调整宝宝的体质。

中医有酸甘化阴、甲己化土的说法，配合秋冬养阴，即在秋冬的季节服用一些膏方，可以滋养脾阴，就像秋天收获以后在土地上沤肥，以帮助来年庄稼生长一样，可以为身体来年的生长做好准备。

肥儿膏在脾胃升降方的基础上，增加了熟地黄、乌梅、淡豆豉、茯苓、怀山药，合成十味药（十为土之成数），再加入白酒、饴糖熬成膏方。熟地黄味甘色黑，禀土气之精，入脾、肾经，有补精填髓的功效，其与味酸的乌梅合用有酸甘化阴之功，形成甲己化土之格局；怀山药为补脾的要药；茯苓可健脾利湿，防止水湿太过；淡豆豉可清热生津，防止脾经转化时积热。再配合艾灸和小儿推拿，特别是温运中土的手法，可以起到补而不滞的效果。

（四）收汗的方法

很多宝宝睡觉时会大汗淋漓，特别是容易出头汗。睡眠的状态叫阳入阴，宝宝如果有内热，阳气是不能顺利入阴的，出汗就是为了散发身体的内热，长时间的出汗会导致肺虚，而内热的来源往往与食积体质导致的胃热有关，所以在调理食积的同时也要想办法把汗收住。

脾胃收汗方：莱菔子10克，生麦芽30克，党参5克，生甘草10克，知母5克，淡豆豉5克，白芍5克，芦根10克，麦冬10克。主治睡前或者入睡后汗多，汗后身热，夜寐不安，大便干硬。

注意事项：避免让孩子晚上8点后进食，包括喝牛奶，平时鼓励宝宝多喝水。

本方取河图"地四生金，天九成之"中金之天数九而用九味药。天气当降，睡后汗多乃肺胃有热，身体出汗是为了散热，故服用本方可以让阳气下降，顺利入阴。

方解：生麦芽、莱菔子为君药，可消胃中积食，同时泻胃中之气；知母、淡豆豉、芦根为臣，清心肺之热，其中知

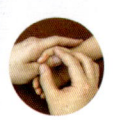

母、芦根清肺热生肺津，淡豆豉清心除烦；党参、麦冬、白芍为佐，可补益津液，防止汗出太过而损伤脾胃；生甘草为使。

党参、生甘草为甘味，可补益脾气。生甘草、白芍酸甘化阴，在清解内热的同时，可与麦冬一起补充夜间阴液的流失。白芍还能平抑肝阳，让元阳回到生生之源，以备次日阳气升发。

（五）治鼻炎的方法

鼻炎看似属于肺的问题，实际上跟脾胃息息相关，如果只是调理肺或者鼻腔局部，往往只能控制症状而很难痊愈，病情会反反复复。以腺样体肥大为例，西医认为那只是腺样体发炎肿大，在鼻镜下也确实能看到红肿的腺样体，所以就有了雾化喷鼻的治疗方法。实际上，可以再深入思考一下：是什么原因引起了腺样体发炎？怎么样杜绝腺样体再次发炎？解决了这两个问题，才能使鼻炎断根。

笔者在核酸取样的工作中发现一个现象，舌苔偏厚的人往往扁桃体会肿大。腺样体和扁桃体是一对难兄难弟，有扁桃体肥大的宝宝也会有腺样体肥大的面容。舌苔上附着的细菌也会附着到咽后壁上，所以舌苔的反复积累就会导致扁桃体和腺样体反复发炎，这才是腺样体肥大的病根所在，因此我们不能只是雾化喷鼻，还要调理好脾胃，使浊气下降，清气升腾，舌苔变薄，这样孩子的鼻炎才能得到有效治疗。

在西医上，鼻炎根据发病时间可分为急性鼻炎、亚急性鼻炎和慢性鼻炎，根据发病部位可分为鼻甲肿大、鼻窦炎、腺样体肥大等，根据症状可分为过敏性鼻炎、肿胀性鼻炎等。

在中医上，鼻炎可分为寒性鼻炎、热性鼻炎和寒包火性鼻炎。

寒性鼻炎常见鼻黏膜偏白、流清涕、打喷嚏、头晕、头胀不适等，与西医分类中的过敏性鼻炎类似，追问病史可以发现患儿喜食冷饮。所以在治疗上要求忌口，避免进食所有温度低于常温的食物和碳酸饮料。在做到忌口的情况下，通过温阳健脾的方法，配合艾灸、推拿可以治愈。小儿推拿采用基础方加揉二扇门、揉二马、推三关、推天柱骨、振风散寒、双凤展翅。

热性鼻炎常见鼻黏膜红色，伴有鼻塞，有脓鼻涕或者无鼻涕，舌红苔厚，可伴有腺样体肥大面容，相当于西医的肿胀性鼻炎。患这类鼻炎的宝宝往往热从胃中来，热由胃中积食日久而产生，患儿应避免进食辛辣、油炸食物并在晚上8点后禁食。治疗时可以在背部刮痧，根据"太阳为开"的原理，把身体的热透出体外，再借助推拿消掉积食、排出宿便，配合清热的中药对鼻子进行局部雾化治疗。小儿推拿采用基础方加泻肺、泻大肠、清天河水、降阳明、双凤展翅。

寒包火性鼻炎既有寒性病因，又有热性病因，所以其忌口情况和治疗方法是寒性鼻炎和热性鼻炎的综合。

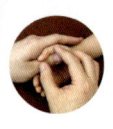

二、先天元阳篇

（一）长高的方法

宝宝未来的身高除了与基因因素有关以外，还与后天的营养、作息有关，先天的基因因素是没法改变的，而后天的营养、作息是可以干预的。

身高主要由骨骼决定，所以要想办法让骨骼生长，但是骨骼生长过快会导致骺线闭合过快，临床上有的小孩过早用了一些补肾的药物，导致骺线闭合过快，成年后的身高反而达不到预期。因此，让骨骼生长速度增快而骺线闭合减慢就成了关键要素。

骨骼是由两大类物质组成的，一类是以磷酸钙为主的无机物，另一类是以骨蛋白为主的有机物。要让骨骼生长必须补充这两大类物质。骨蛋白的补充可以通过吃一些蛋白质含量丰富的食物，包括牛奶、鸡蛋。蛋白质的摄入要注意摄入的量需与脾胃的吸收能力相适应，这又回到了脾胃的调理上来。

自然界中的钙离子并不少，少的是钙沉淀到骨骼中所需要的中间物质维生素D_3，其含量达标与否可以通过相关检测进行评估。常用的提高维生素D_3含量的方法是晒太阳，或在医生的指导下服用鱼肝油、维生素D_3胶囊等。孩子若出现生长痛，可以适当补充钙剂。这些物质进入体内以后可通过血液循环为骨骼提供营养。增高的重点是要增加脊柱和下肢的血液循环。

除了营养物质，骨骼生长还需要能量支撑。中医理论中，肾主骨生髓，骨骼的生长需要催动肾的能量，元气起源于肾而生发于肝，春天是万物生长的季节，也包括骨骼的生长，所以在春天的时候干预的效果会更好。另外，运动和睡眠也是骨骼能量的来源，可以每天进行半小时到一小时的跳跃性运动，并通过推拿保证宝宝的睡眠质量。身柱穴是助长要穴，可以每周在这个穴位上艾灸一次。

身高除了跟骨骼生长有关以外，还跟骨骼的形态有关。一些脊柱侧弯的宝宝容易出现含胸驼背等状况，这就需要用相应的手法来调整脊柱。

（二）近视和散光的治疗方法

一般认为，成人近视是没法纠正的。根据现代医学对近视的理解，人在成年以后，视轴固定，近视就没法改变了。而现实情况是，一些成人会因为用眼过度而导致近视加重，不得不去更换新的眼镜。可见，成人视轴不是固定不变的，而是仍然有变化的可能，因此可以寻找一些方法来治疗近视，包括成人近视。

通过几年的努力，笔者终于在中西医两个角度找到了治疗近视的理论和方法，而且在成人和小孩两类人身上得到了验证。一名儿童通过一年的断续治疗，近视眼镜度数从450

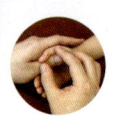

度降低到250度；一名成人通过10次的规范治疗，近视眼镜度数降低了50度。这虽然只是一些个案，但可能为今后治疗近视理论和方法的发展奠定基础。

1. 西医角度

眼睛能看到物体是光线反射到视网膜的神经上面，视神经接收到光信号后在脑部成像的结果。

在眼睛的整个屈光系统中，只有睫状体和晶状体是可以调节的，睫状体和晶状体共同调节屈光度，可让光线的焦点落到视网膜的神经接收器上。如果是睫状体和晶状体疲劳导致的屈光问题，那就是我们说的假性近视，只需要注意休息，慢慢就能调整过来；如果是眼球整体的形状出了问题，导致视轴变长，睫状体调节不过来，光线焦点落在视网膜前面，就形成了近视。

那么，是什么原因导致视轴变长的呢？有没有方法可以解决呢？

儿童的眼睛在生长过程中，整体的形状会受到外界力量的影响，包括眼周的上直肌、下直肌和周围的小肌肉群，也会受到眼内压的影响，包括玻璃体的内压、房水的压力和内部睫状体悬韧带的拉力等，它们形成一个合力从而影响眼球的整体形状。如果能松解眼球周围的肌肉群，促进睫状体产生房水，让房水能够顺利回流，这样就能够调节眼球内外部的压力，让压力在一定范围之内变化，而且睫状体产生的房水能够滋养眼内部的组织，这样眼睛的调节能力就会加强，视力就能够得到修复。

2. 中医角度

中医认为，眼受血而能视，就是说眼睛要靠血来供养才能完成看的功能，这是中医关于眼睛的基础理论。这个血可以理解为血液的供养，也可以把房水看作血的一部分。

肝开窍于眼，肝藏血。这又是关于眼睛的非常重要的理论。肝是全身血液调节的蓄水池，肝血充足与否直接影响全身各个器官的功能，比如手受血而能握，足受血而能行。手足的灵活度下降就是血液供养不足引起的。眼睛是肝之窍，其与肝的联系紧密程度远超其他器官。

在儿童近视的治疗中，一般认为比较深的近视已经是真性近视，视力很难再调节了。事实是否真的如此呢？而这个调节的关键又是什么呢？

骨头是在元气的促进下生长的，元气起源于肾，而升发于肝。元气不单单可以修复骨头，也可以修复身体的其他器官，而且它又是通过肝来升发的，因此激发它就成为治疗眼睛疾病的关键。

可见，治疗近视和散光的关键有三点：第一，把肝血补足；第二，松解头部及眼部的筋膜，疏通肝到眼部的经络；第三，激发元阳，让元阳随肝气升发。

（1）补肝血：血为有形之物，需要用有形的食物或者药物来补，平时可以吃一些枸杞子、猪肝、红枣等来补充。笔者根据血的形成和眼睛的功能，研制了养血明目膏，在临床上运用后效果不错。还可辅以明目地黄丸治疗，但是要注意的是，在服用明目地黄丸时，要呵护孩子的脾胃功能和阳

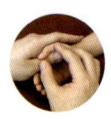

气,最好配合艾灸肚脐。

(2)通肝经:通过对头部、眼部、颈部的刮痧,可以把眼睛周围的筋膜松解,而且能改善血液循环。根据头为诸阳之会的特点,可以用薄荷精油来散头部的热邪;根据眼通神的特点,可以在眼部周围用橙花精油,以花的香味来醒神。

(3)激元阳:元阳起源于丹田,我们可以通过气交灸和聚元包的方法,激发肾中元阳,使其沿督脉、冲脉和肝经上行,再在眼部用核桃灸的方法激发局部的元气。

核桃灸的艾炷根据阳中求阴的原理,加用了千里光、菊花、生地黄等药物,其在使眼部阳气升起的同时,还可促进阴气的产生。眼珠属水,不能用火直接灸,以核桃壳来隔热,可以让火热从印堂和眼周下渗,这样,灸后的眼睛就会明亮而润,不会觉得干涩。

附录　助长导引术

春天为阳中之少阳，少阳为上升之阳。少阳是主枢机的，它是阳枢也是阴枢，是可以把物质转化为能量的一个枢纽，所以通过枢机调节各个关节间的能量对骨头的发育非常重要。通过在春天时调形、气、神，可以使三者合于天地上升之气，从而促进人的长高。

在导引过程中，宝宝一般不能配合呼吸，所以不必强求，单纯注重调整关节枢机即可。助长导引术的具体步骤如下。

1. 开足四关，调距骨

具体操作：自然呼吸，坐位，双脚悬空，松解双足脚趾筋膜，活动距骨，调整距骨形态和位置。

作用：沟通阴阳，调整可能因外伤而产生的距骨问题。

2. 调枢机

具体操作：侧卧位，鼻子吸气，嘴巴呼气，憋气后抬脚8次，第八次呼气时手上举。反复做3个回合。

作用：调整全身枢机，让气能顺利完成阴阳转化。

3. 调胸腔宗气

具体操作：侧卧位，屈髋屈膝到胸口，受术者放手于胸前，鼻子吸气，嘴巴呼气，同时医者一手引导受术者手向后上方举，让受术者眼睛随手转动，一手松解肋间隙。

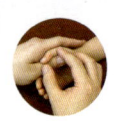

作用：舒肝气，畅胸中气机。

4. 开通督脉

具体操作：侧卧位，上侧的下肢、上肢呈屈曲状态，医者用手指寻找背部夹脊硬结，点压住后嘱患者用鼻子吸气，收缩肚子，在嘴巴呼气的同时，下肢向下向后45度伸直，上肢向前向上45度伸直，同时医者揉按夹脊硬结。

作用：松解督脉骨头粘连，为调督脉脊柱骨做准备。

换另外一侧操作2、3、4步骤。

5. 调膝关节枢机

具体操作：仰卧位，鼻子吸气后憋气，医者一手握住受术者踝关节，另一手扶住膝关节做向外活动8圈后屈髋屈膝，嘱患者嘴巴呼气，同时用力伸直下肢，医者用对抗的力量顶住足底。

作用：强根气，助膝骨生长。

6. 调髋关节枢机

具体操作：仰卧位，屈髋屈膝后嘴巴吸气，医者一手握住踝关节，一手握住膝关节，外旋3圈，在鼻子呼气的同时向上伸直下肢，可配合轻敲外侧胆经。

作用：调髋枢机，助髋关节生长。

用同样方法操作另外一侧下肢。

7. 阖髋关节

具体操作：俯卧位，鼻子吸气、嘴巴呼气后憋住，内阖髋关节后，嘴巴吸气，臀部与医者用力对抗，鼻子呼气。

作用：调整髋关节，激发髋关节及海底轮的能量。

8. 开手太阴（可选）

具体操作：鼻子吸气后憋住，医者带动受术者肩关节旋转八次，第八次带动手臂向上向外45度外展，可以配合点按云门穴，做3个回合。

9. 调督脉

具体操作：俯卧位，嘴巴吸气后，医者一手握住受术者腰带并摇摆，另一手调整脊柱骨头，嘱受术者鼻子呼气。

作用：调整督脉结构并激发督脉能量。

10. 术后整理

具体操作：捏脊，搓助长油。

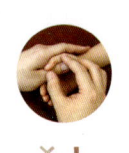

后　记

　　人们对健康的追求是无止境的，不管是中医还是西医都是要服务于人的，所以未来中西医肯定要走结合的路。笔者愿意从中西医两个角度去分析生命和疾病，比较两种医疗方法的不同之处和各自的优缺点。

　　西医是在解剖学的基础上发展起来的科学，更多的是从物质的角度去看待生命，所以才有了现在的各种检查机器。中医是在阴阳五行理论基础上发展起来的学科，更多的是从能量运转的角度去思考生命的规律。这就像是两个人从不同的角度去看同一个东西，结果是有所差异的。

　　人能成为万物之灵一定是有原因的，对于外界的微生物，我们换一个角度会发现它们也是大自然的一部分，我们可以找到跟它们和谐共存的方式。天人合一是刻在中国人骨子里面的东西，我们追求的是人与自然和谐发展。

　　笔者写这本书的初心是想让更多的家长认识到，很多疾病都是可以在孩子的成长过程中痊愈的，只要能给孩子一个合适的成长条件。本书遵循中医大道至简的理念，用几万字解释了"温阳气、健脾气"这六个字的治疗大法。所谓"真传一句话，假传万卷书"就是这个道理。即便是操作的层面也很简单，只需要用基础方，再稍加变化，就可以解决很多问题，整体就是简—繁—简的过程。

　　中医讲究道、法、术三者兼备，有道无术术尚可求，有

术无道止于术。后续笔者还会推出基于成年人的道和术，它们跟小儿推拿有相通之处，特别是与呼吸息息相关，透过呼吸可以参悟更多人体的奥秘，动作与呼吸配合可以治疗很多疾病。

希望看到这本书的您能让自己的宝宝"少用药甚至不用药，身心灵健康成长"。

吴志平

2024年2月5日于广州